DELIUS KLASING

THOMAS WIDERIN

ERSTE HILFE BEI RADUNFÄLLEN

VERLETZUNGEN, MASSNAHMEN UND CHECKLISTEN

DELIUS KLASING VERLAG

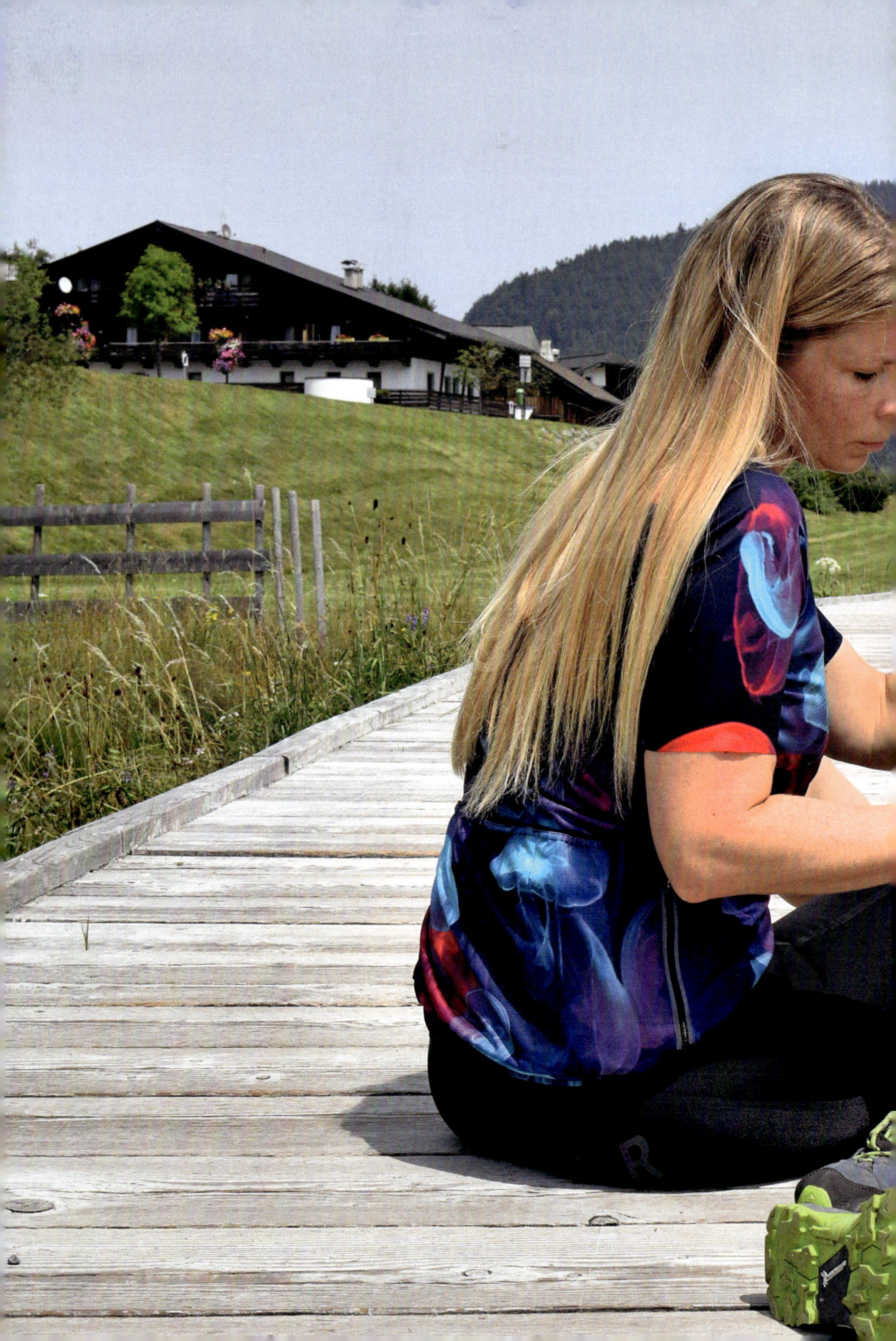

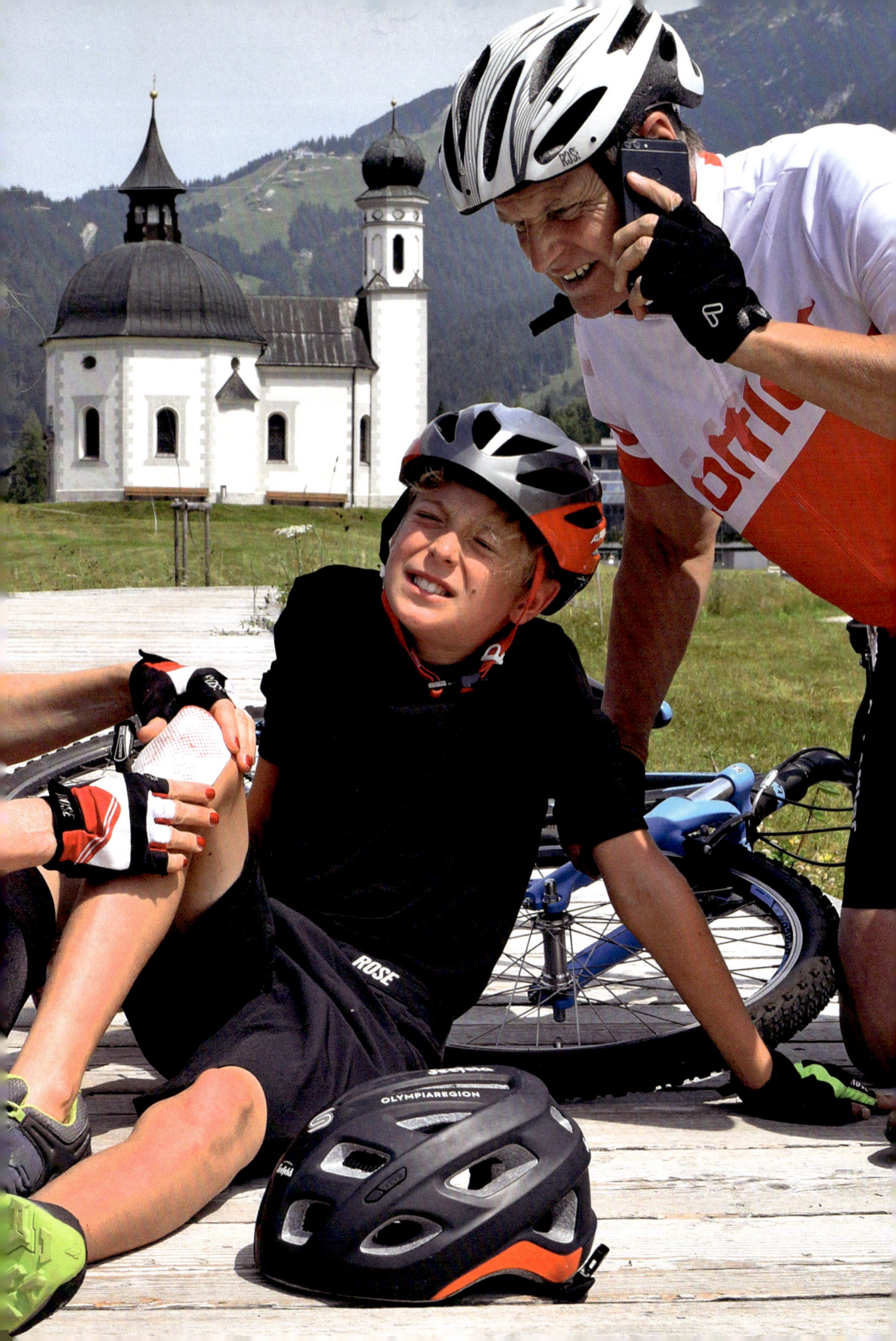
ROSE
OLYMPIAREGION

INHALT

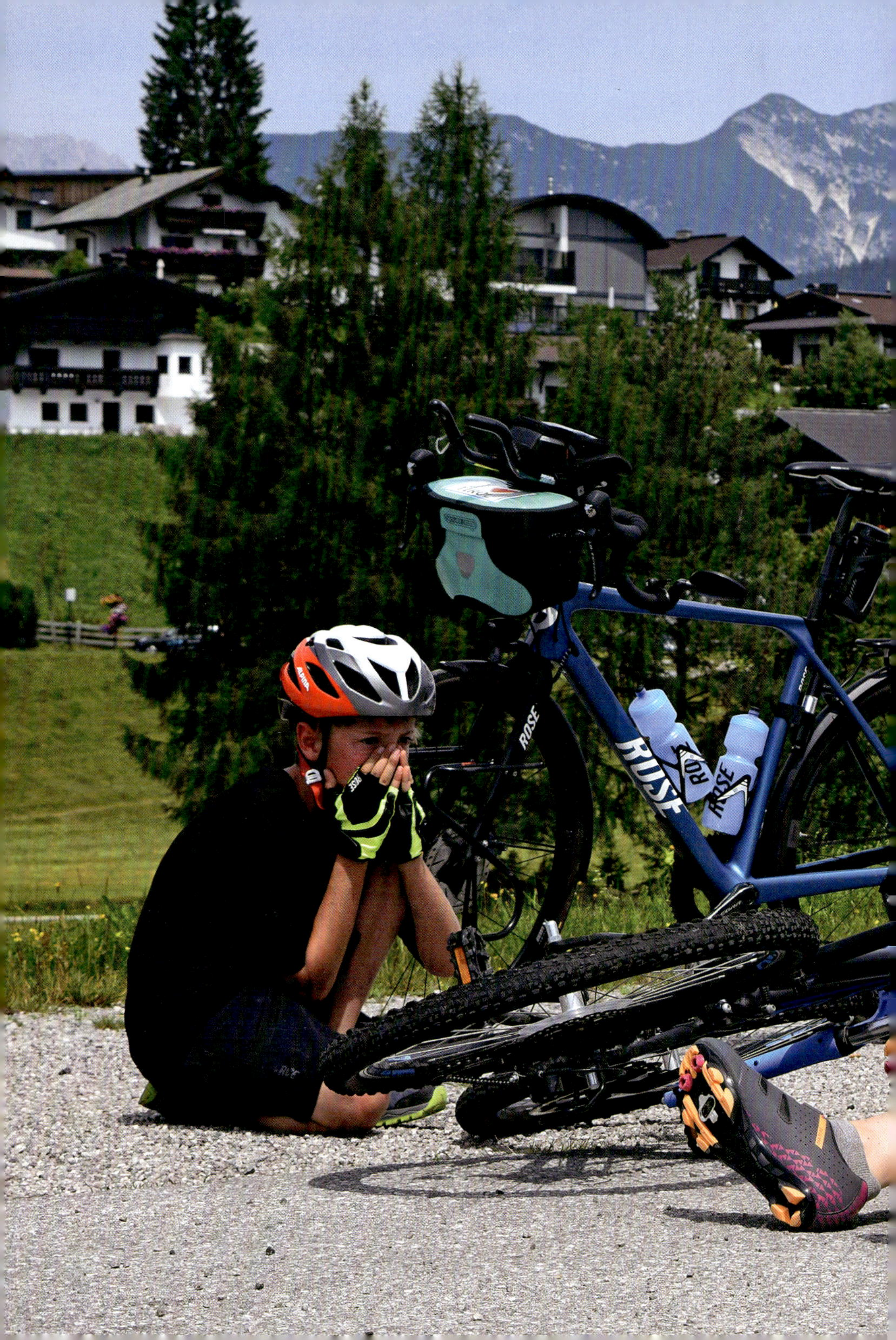
ROSE
ROSE

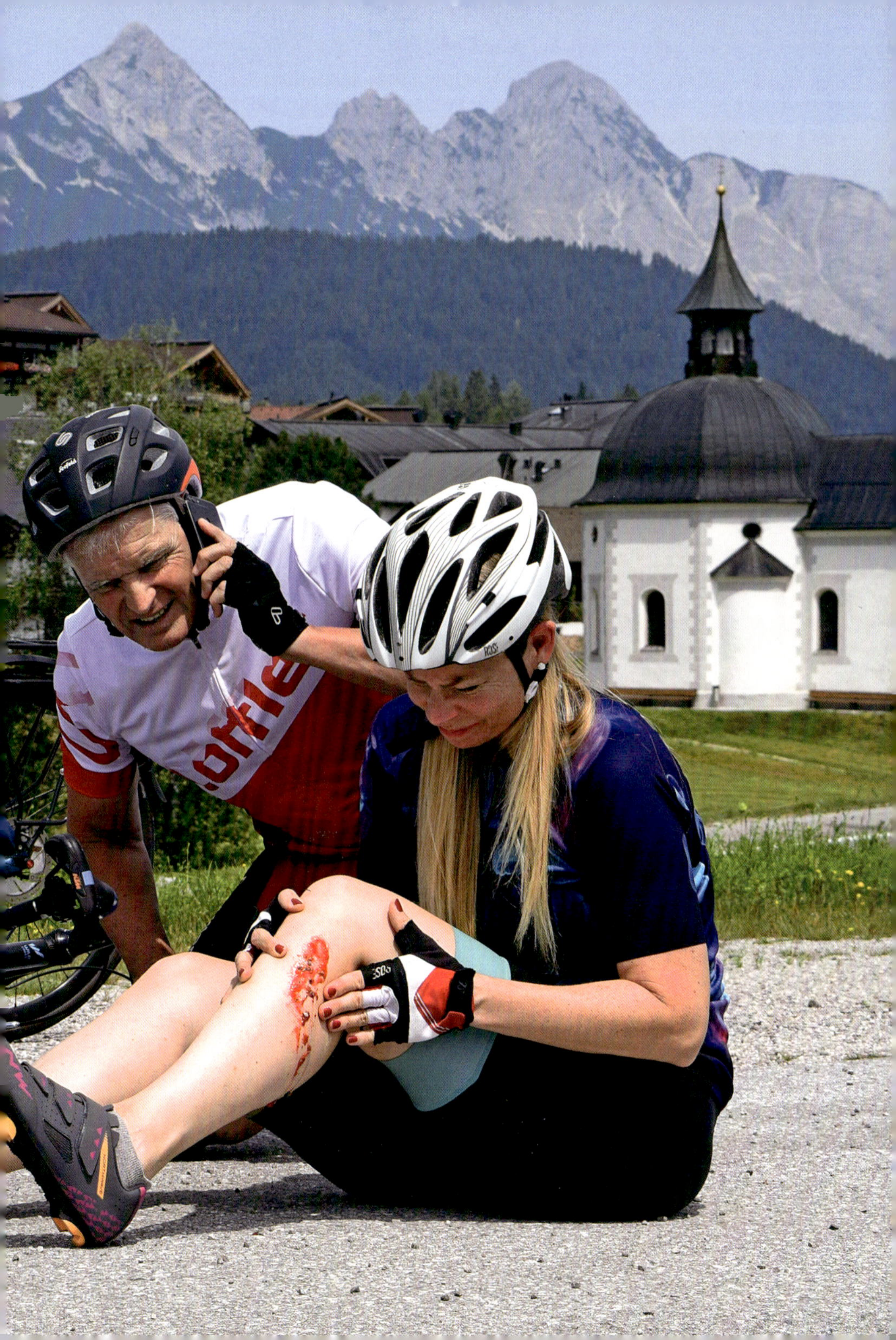

RADFAHREN BOOMT – ABER WAS TUN, WENN'S MAL KRACHT?

Kaum eine andere Freizeitbeschäftigung hat in den letzten Jahren einen derartigen Aufschwung erfahren wie das Radfahren. Neue Arten von Rädern, die immer bessere technische Ausstattung und nicht zuletzt der Boom bei den E-Bikes lassen die Zahl der Fahrradbegeisterten stetig nach oben steigen. Ob Einkauf, der tägliche Weg zur Arbeit, der Tagesausflug oder die mehrmonatige Weltreise – Menschen nahezu aller Altersgruppen satteln verstärkt aufs Velo um. Besonders bei der älteren Generation und den weniger sportlichen Menschen wird das E-Biken immer beliebter. Radwege und Mountainbike-Trails, Downhill-Strecken oder spezielle Bike Parks schießen wie Pilze aus dem Boden. Sogar die Modewelt hat ein Auge auf die Radbekleidung geworfen und macht diese nicht nur bunter und moderner, sondern auch nahezu allwettertauglich.

Aber leider gibt es auch eine Kehrseite der Medaille: Die Zahl der Unfälle, an denen ein Radfahrer beteiligt ist, geht ebenso in die Höhe. Das Verhältnis zwischen leichten und schweren Verletzungen ist zwar ähnlich geblieben, aber das Unfallgeschehen verlagert sich immer mehr von bewohnten Gebieten oder gut befahrbaren Straßen hinaus in die Natur. Radfahrer verletzen sich oft weit draußen auf Forstwegen, wenig frequentierten Anstiegen oder abseits der Wege im Gelände. Nicht selten verunglücken E-Biker sogar in der Nähe eines Berggipfels, was vor einigen Jahren noch undenkbar gewesen wäre. Während innerorts rasch Hilfe erfolgt und meist auch genügend Ersthelfer zur Verfügung stehen, wird es umso heikler, je exponierter ein Unfallort ist. Ist man als Ersthelfer plötzlich allein und hat es mit einem schwer verletzten Radfahrer zu tun, wird es schon einmal brenzlig. Fehlen dann vielleicht auch noch Handy(empfang) und Notfallausrüstung, kann sich die Situation gefährlich zuspitzen.

Immer wieder muss ich beobachten, wie viel Hektik und Durcheinander es nach einem Radunfall gibt. Es mangelt vor allem daran, die Aufgaben aufzuteilen und klar zuzuweisen. Wichtige Schritte werden dadurch vernachlässigt oder sogar ganz vergessen. Es kommt zu gefährlichen Situationen, weil etwa die Unfallstellen nicht abgesichert oder die eigene Sicherheit vernachlässigt wird. Spricht man sich nicht ab und legt fest, wer was macht, dann kann sich sogar ein sonst eher harmloses Unfallgeschehen rasch zum heillosen Durcheinander entwickeln.

JEDER KANN HELFEN

Manche Ersthelfer sind oft schon mit den einfachsten Erste-Hilfe-Maßnahmen überfordert. Wie lege ich einen Druckverband an, oder wie geht die stabile Seitenlage? Wird es noch ein wenig komplizierter, dann steigen die meisten komplett aus. Eins hingegen ist mir in der Praxis aufgefallen: Oft fehlt es den Helfern gar nicht am nötigen Wissen. Ganz im Gegenteil: Viele können sich noch einigermaßen an die Handgriffe erinnern, die sie im letzten Erste-Hilfe-Kurs gelernt haben. Aber eben nur in der Theorie. Es scheitert an der Anwendung in der Praxis. Laienhelfer denken meist viel zu viel nach, wie welcher Handgriff anzuwenden ist. Dabei verstreicht wertvolle Zeit. Und nicht wenige haben noch immer große Angst, etwas falsch zu machen.

Nach einem Radunfall muss die Zeit bis zum Eintreffen des Rettungsdienstes möglichst effektiv überbrückt werden. Je schwerer die Verletzung ist, desto wichtiger ist es, rasch Erste Hilfe zu leisten. Ebenso wichtig ist aber auch das ganze Drumherum. Nur wenn auch alle anderen notwendigen Schritte halbwegs koordiniert abgewickelt werden, kann eine Rettungskette optimal funktionieren.

Grundsätzlich ist jeder gesetzlich dazu verpflichtet, Erste Hilfe zu leisten. Natürlich nur im Rahmen seiner Möglichkeiten und wenn diese Hilfe auch zumutbar ist. Niemand muss dabei sein eigenes Leben gefährden oder medizinische Kniffe anwenden, die besonders kompliziert sind. Oft genügt schon ein kleiner Schritt, der viel Gutes bewirken kann. Eine stark blutende Wunde kann auch dadurch gestillt werden, dass man sein T-Shirt fest auf diese Wunde drückt. Es muss nicht immer die keimfreie Wundauflage oder das steril verpackte Dreieckstuch sein – was nützt es dem Unfallopfer, um eine Infektion herumzukommen, wenn es zuvor verblutet?

Irgendetwas kann jeder machen. Auch derjenige, der noch nie in seinem Leben an einer Fortbildung teilgenommen hat oder dem die Erste-Hilfe-Ausrüstung fehlt. Helfen kann man immer, und wenn man nur den am Boden liegenden Radfahrer wärmt beziehungsweise kühlt.

Im Fall des Falles: Seien Sie ein Vorbild, helfen auch Sie mit, denn Erste Hilfe ist wichtig. Oft sogar überlebenswichtig!

ÜBER DIESES BÜCHLEIN

Dieser Ratgeber ist kein medizinisches Fachbuch und ersetzt auch keinen Erste-Hilfe-Kurs. Die Inhalte sind eine Kombination aus den herrschenden Lehrmeinungen und viel Erfahrung aus der Praxis. In einzelnen Kapiteln beziehe ich mich auf geltende Richtlinien, bei einigen anderen kommt es zu kleineren Abweichungen. In der Praxis zeigt sich immer wieder, dass es am Unfallort oft nicht möglich ist, die Theorie eins zu eins umzusetzen.

Ich möchte meine Erfahrungen aus über 2.500 Einsätzen als Flugretter in einem Rettungshubschrauber, mehr als 1.000 Pistenrettungseinsätzen und aus 36 Jahren Polizeidienst einbringen. Am Unfallort habe ich immer wieder miterlebt, dass theoretisches Grundwissen zwar wichtig ist, es aber schlussendlich immer auf die Umsetzung ankommt.

Mein Ziel ist es, dem Laien in einfachen Worten und Bildern zu vermitteln, wie man sich als Ersthelfer nach einem Radunfall verhält. Welche Schritte sind am Unfallort notwendig, und wie sehen die wichtigsten Erste-Hilfe-Maßnahmen aus? Aus diesem Grund verzichte ich auf detaillierte medizinische Hintergrundinformationen. Ich möchte Sie, liebe Leserin und lieber Leser, nicht mit Fachchinesisch überfordern oder langweilen, sondern Ihnen konkrete Empfehlungen an die Hand geben. Mit diesen werden Sie sich am Unfallort hoffentlich nicht mehr so hilflos vorkommen, sondern ermutigt sehen, zur Tat zu schreiten.

Das Thema Erste Hilfe in seinem gesamten Umfang würde viele dicke Bände füllen. In diesem Büchlein geht es speziell um Unfälle beim Radfahren, die meisten der hier angeführten Schritte und Maßnahmen können aber auch bei anderen Notfällen angewendet werden. Bewusst verzichtet habe ich auf innere oder neurologische Notfälle wie etwa Infarktgeschehen, Schlaganfall und Ähnliches.

Der größte Teil des Buches konzentriert sich auf die richtige Behandlung des verletzten Radfahrers. Der sensible Umgang mit dem Patienten ist wichtig. Wie kann ich als Ersthelfer eine bestimmte Verletzung überhaupt erkennen, und worin bestehen die unbedingt notwendigen Erste-Hilfe-Maßnahmen vor Ort? Bei den einzelnen Verletzungen werden immer nur die wichtigsten Schritte erklärt. In der Praxis kommt es nicht darauf an, jeden Handgriff perfekt und »optisch schön« umzusetzen, sondern es geht in erster Linie darum, die Zeit bis zum Eintreffen der Rettungskräfte sinnvoll zu überbrücken.

In einem weiteren, etwas ausführlicheren Kapitel widme ich mich mit dem allgemeinen Krisenmanagement nach einem Radunfall. Die wichtigsten Schritte sind in der logischen Reihenfolge aufgezählt, versehen mit der entsprechenden Erläuterung, warum gerade jener Schritt für den reibungslosen Ablauf der Rettungskette notwendig ist. Wer diese Punkte einigermaßen versteht und auch umsetzen kann, für den läuft es am Notfallort viel runder und weniger hektisch ab. Hierfür habe ich eine Art »Leitlinie für den Notfall« entworfen.

Daneben liegen mir einige Themen besonders am Herzen, wie etwa der Umgang mit einem verletzten Kind oder die Herausforderungen beim Einsatz eines Rettungshubschraubers. Daher widme ich solchen und anderen wichtigen Themen jeweils ein eigenes Kapitel.

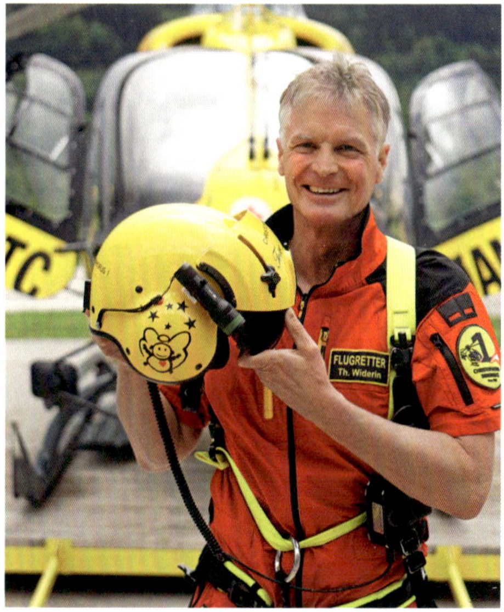

Manche Erste-Hilfe-Maßnahmen sind eingängiger, wenn sie auch optisch dargestellt werden. Daher wurden ergänzend zur Beschreibung immer die passenden Situationen nachgestellt. Beim Fotografieren habe ich auf möglichst realen Praxisbezug geachtet, will heißen: Nicht jeder Ersthelfer verfügt vor Ort über Schutzhandschuhe, und eine ganze Reihe Hygienemaßnahmen können dort nicht immer umgesetzt werden.

Als Handout finden Sie am Ende des Büchleins einige Checklisten. Diesen können nochmals die wichtigsten Schritte in kompakter Form entnommen werden. Solche Checklisten haben sich bereits mehrfach bewährt, und im Fall des berühmten und berüchtigten Blackouts können diese einen wertvollen Beitrag leisten.

Ich erhebe weder einen Anspruch auf Vollständigkeit noch auf eine allumfassende medizinisch fundierte Darstellung. Mir ist es wichtig, dem Laien zu zeigen, dass er am Unfallort auch ohne jegliche Vorbildung helfen kann, ganz nach der Devise: Es gibt nichts Gutes, außer man tut es!

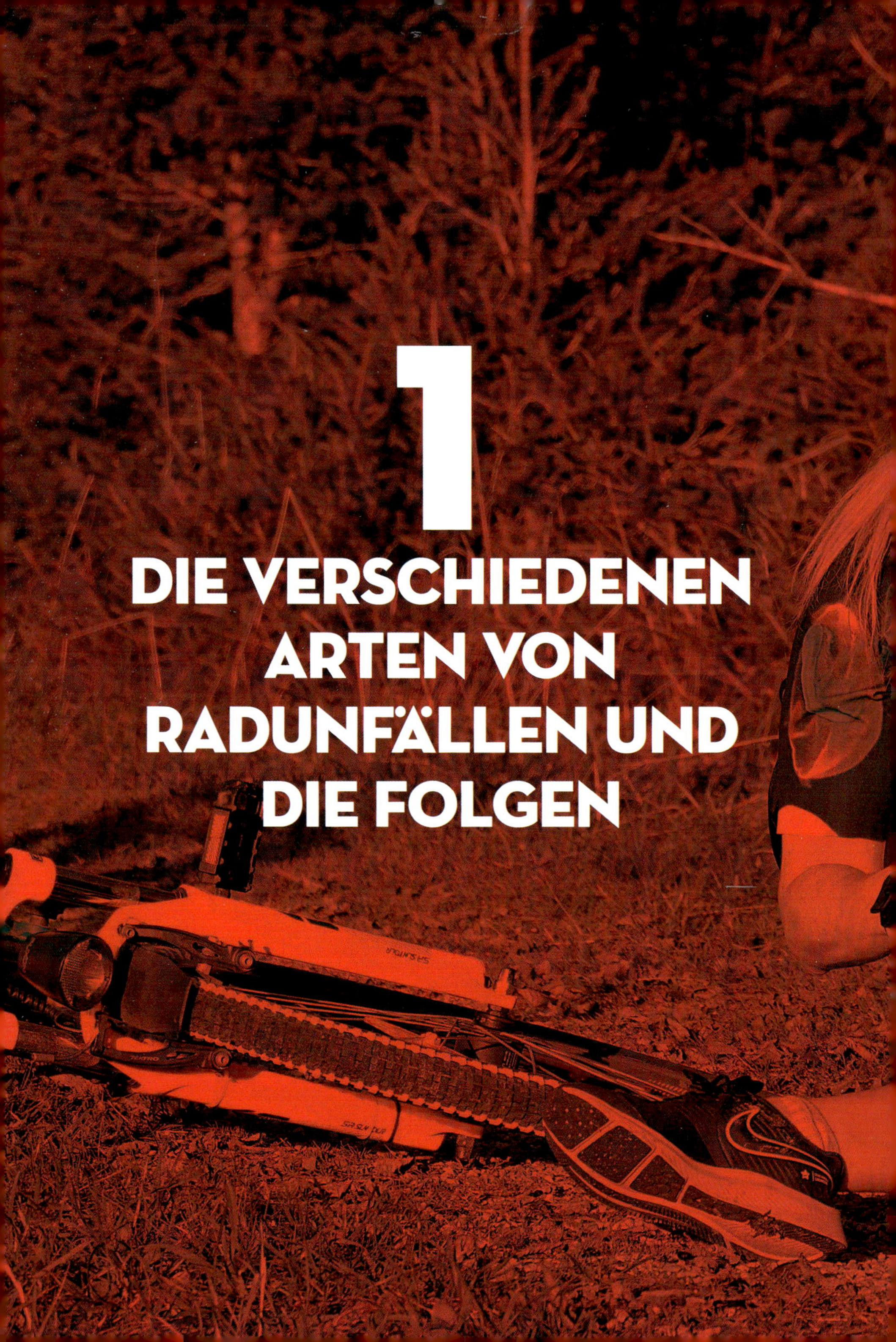

1

DIE VERSCHIEDENEN ARTEN VON RADUNFÄLLEN UND DIE FOLGEN

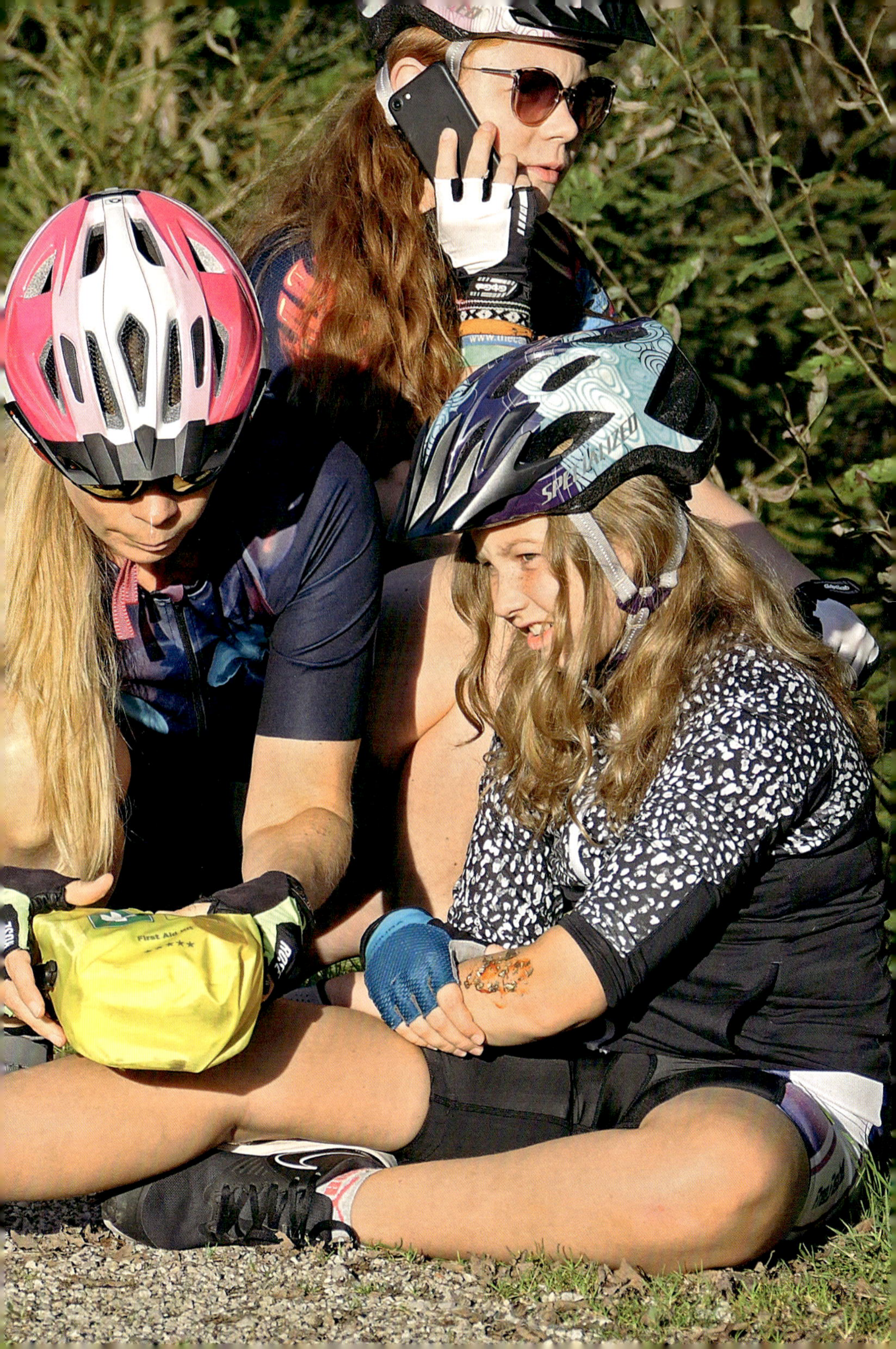
First Aid

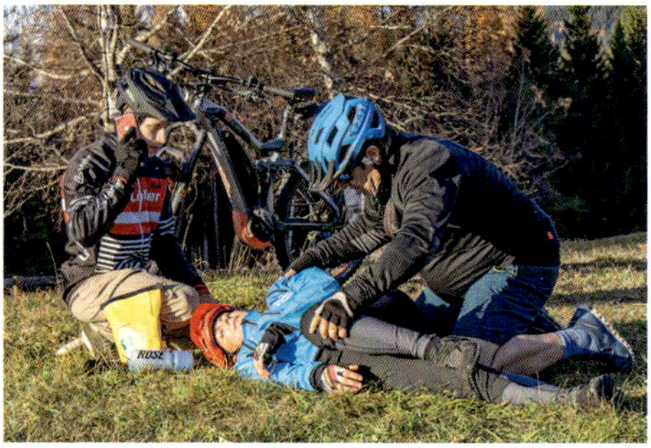

Einem Radfahrer fehlt die Knautschzone. An fast allen motorisierten Fahrzeugen wird laufend geforscht, um die Sicherheit des Fahrers oder der Beifahrer zu verbessern. Fahrzeugchassis, neuere Airbags und technisch hochentwickelte Warnsysteme helfen dabei, Unfällen vorzubeugen oder die Unfallfolgen zu mildern.

Auch die Entwicklung der Fahrräder schreitet voran. Material und Technik sind perfekt aufeinander abgestimmt. Die verschiedensten Radmodelle ermöglichen dem Benutzer nahezu uneingeschränkte Anwendungsmöglichkeiten. Insgesamt ist auch der Drahtesel sicherer geworden. Dafür sorgen starke Rahmen, Scheibenbremsen, Federgabeln oder pannensichere Felgen und Reifen. Aber das herkömmliche Fahrrad wird wohl nie eine Knautschzone bekommen, und Unfälle enden daher auch weiterhin fast immer mit Verletzungen.

WARUM PASSIEREN RADUNFÄLLE?

Radunfälle passieren überall. Auf der Straße, auf dem Forstweg zur Alm oder auf einem Singletrail. Die Unfallursachen und die Art des Unfalls können jedoch unterschiedlich sein. Stürze beim Alltagsradeln, also auf der Fahrt zum Einkauf oder zur Arbeit, verlaufen meist anders als beim sportlichen Radfahren oder auch beim Mountainbiken im unwirtlichen Gelände.

Auf kurzen Fahrten im Ortsgebiet sind die Gründe für einen Unfall häufig bei der eigenen Nachlässigkeit zu suchen: schnell noch bei Rot über die Ampel fahren, telefonieren auf dem Rad, freihändig fahren oder mit der Einkaufstüte in der Hand oder am Lenker. Beim sportlicheren Radfahren wird häufig die Geschwindigkeit unterschätzt, viele gehen es zu riskant an und verbremsen sich, werden aus der Kurve herausgetragen oder kollidieren mit einem anderen Fahrzeug. Beim Mountainbike oder Radfahren auf Trails ereignen sich die meisten Unfälle beim Bergabfahren. Hier besteht die Gefahr, auf unbefestigtem Untergrund mit dem Vorderrad wegzurutschen oder über den Wegesrand hinausgetragen zu werden; oder Böschungen beziehungsweise Bäume stehen da, wo sie gerade nicht sein sollen.

WELCHES SIND DIE HÄUFIGSTEN UNFALLARTEN?

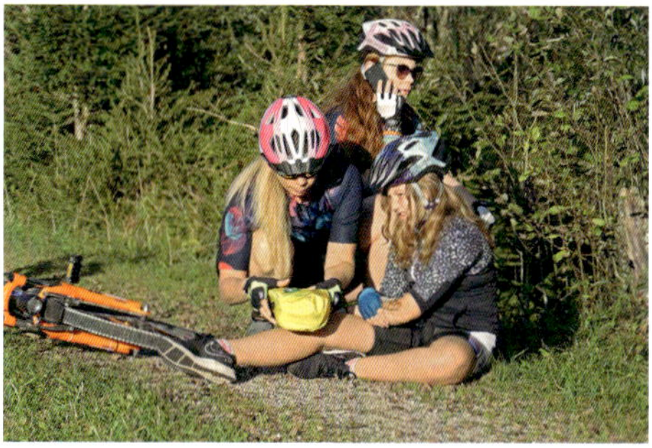

- Umfallen im Stehen oder nach seitlichem Wegrutschen auf glitschigem Untergrund
- Sturz durch Verheddern von Bekleidung in Speichen und/oder Antrieb
- Sturz durch Touchieren von Randsteinen oder dadurch, dass das Vorderrad in Bahnschienen gerät
- Kollision mit stehendem Fahrzeug
- Abdrängen durch andere Fahrzeuge (zu geringer Sicherheitsabstand)
- Hinaustragen aus der Kurve
- Aufprall wegen eines Hindernisses (Baum, Böschung) oder Absturz
- Verbremsen und Überschlag über den Lenker

WELCHES SIND DIE HÄUFIGSTEN UNFALLFOLGEN?

Am häufigsten kommt es nach einem Radunfall zu Bagatellverletzungen. Dabei handelt es sich um leichtere Verletzungen, die nach der Erstversorgung keine weitere ärztliche oder klinische Behandlung mehr erfordern, wie etwa Abschürfungen oder leichte Blutungen an Armen oder Beinen. Schwerere Verletzungen nach Stürzen sind Brüche an den Gliedmaßen oder auch starke innere Blutungen. Ob mit Helm oder ohne: Kopfverletzungen können lebensbedrohlich sein.

- leichtere Verletzungen nach Radunfällen
  - Abschürfungen
  - leichte Blutungen
  - Prellungen
  - Zerrungen
- schwerere Verletzungen nach Radunfällen
  - starke Blutungen
  - Brüche an den Gliedmaßen (Frakturen)
  - ausgekugelte Schulter (Schulterluxation)
  - Schlüsselbeinbruch
  - Verletzungen an der Wirbelsäule
  - Gesichts- und Kopfverletzungen
- lebensbedrohliche Verletzungen nach Radunfällen
  - schwere Kopfverletzung (schweres Schädel-Hirn-Trauma)
  - innere Verletzungen (bspw. akutes Abdomen)

Je nach Verletzung kann der Ersthelfer vor Ort wichtige Maßnahmen ergreifen, die im Kapitel »Einzelne Verletzungen erkennen und Erste Hilfe vor Ort leisten« genauer erklärt werden.

VORBEUGEN UND VERMEIDEN

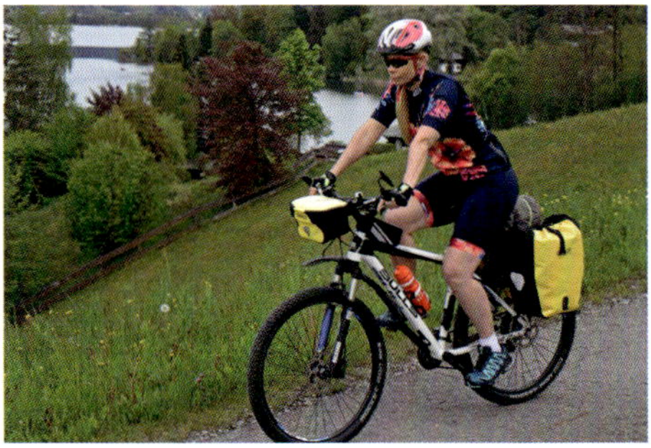

Natürlich können nicht alle Radunfälle vermieden werden, einige aber schon, vor allem jene, die sich aufgrund der eigenen Unachtsamkeit oder Nachlässigkeit ereignen. Doch auch andere Verkehrsteilnehmer könnten zu einem weiteren Sinken der Unfallzahlen beitragen. Nicht immer sind Radfahrer selbst schuld, sondern oft andere Fahrzeugführer oder sogar Fußgänger.

10 TIPPS ZUM VERMEIDEN VON RADUNFÄLLEN

1. Verwenden Sie nur ein verkehrssicheres Fahrrad

Fahrräder sollten mindestens einmal im Jahr von einem Fachmann überprüft werden. Je älter das Fahrrad ist, oder je intensiver es genutzt wird, desto öfter wird eine Kontrolle der wichtigsten Anbauteile wie etwa Bremsen notwendig. Alle vorgeschriebenen Ausrüstungsgegenstände sollten voll funktionsfähig sein.

2. Sorgen Sie bei Dunkelheit oder schlechter Sicht für ausreichende Beleuchtung

Weißes oder gelbes Licht nach vorn (mit guter Ausleuchtfunktion) sorgt nicht nur für eine ausreichende Sicht, sondern macht den Radfahrer auch für andere Verkehrsteilnehmer erkennbar. Das rote Rücklicht verringert die Gefahr von Auffahrunfällen. Oftmals sind aber nur kleine Funzeln verbaut; rüsten Sie daher lieber auf.

3. Tragen Sie helle Bekleidung und bei Dunkelheit oder schlechter Sicht reflektierendes Material

Optimal ist eine reflektierende Warnweste oder auch reflektierende Arm- oder Beinbänder, die über die Bekleidung gestreift und leicht wieder abgenommen werden können. Reflektoren in den Speichen der Laufräder schützen Sie davor, von seitlich nahenden Fahrzeugen übersehen zu werden.

4. Beachten Sie die Verkehrsregeln
Verkehrsvorschriften sind nicht nur dazu da, den Verkehr zu regeln, sondern dienen auch dem Schutz aller Verkehrsteilnehmer, insbesondere dem der Fußgänger und Zweiradfahrer. Besonders wichtig: Das Anhalten bei Rotlicht und das Beachten der Vorfahrtsregeln! Ein Miteinander im Verkehr und das gegenseitige Verständnis helfen allen Verkehrsteilnehmern.

5. Benutzen Sie Radwege und Radfahrstreifen
Solche Vorrichtungen erhöhen vor allem innerstädtisch die Sicherheit der Radfahrer. Fahren Sie aber auch dort vorausschauend, und benutzen Sie Bürgersteige nur dann zum Radfahren, wenn es gar nicht anders geht.

6. Führen Sie keine Gegenstände mit, die sie in der Hand halten müssen
Die Hände gehören an den Lenker. Einkaufstaschen und Ähnliches, die beim Fahren gehalten werden, gehören zu den häufigsten Unfallursachen. Dafür gibt es Lenker- und Satteltaschen oder einen Rucksack.

7. Passen Sie Ihre Geschwindigkeit an die Verkehrs-, Umwelt- und Bodenverhältnisse an
Eine angepasste Geschwindigkeit gehört zu den wichtigsten Sicherheitsfaktoren. Im Stadtverkehr, bei schlechtem Wetter, ungünstigen Sichtverhältnissen und auf unbefestigtem oder rutschigem Boden sollte die Geschwindigkeit deutlich verringert werden.

8. Fahren Sie vorausschauend, bleiben Sie aufmerksam und ein wenig vorsichtig
Der Radfahrer gehört zu den schwächsten Verkehrsteilnehmern. Bei aufmerksamem und vorrausschauendem Radeln ist ein frühzeitiges Reagieren möglich. Kopfhörer in beiden Ohren oder Telefonieren senken die Aufmerksamkeitsspanne nahezu auf null.

9. Beachten Sie die Besonderheiten bei speziellen Fahrrädern
Jeder Fahrradtyp hat sein besonderes Fahrverhalten, insbesondere E-Bikes. Eine entsprechende Beratung beim Neukauf und das langsame Herantasten in der Praxis gehören zur Basis der Unfallvorbeugung.

10. Tragen Sie immer einen Helm
Schützen Sie Ihren Kopf. Ein passender Helm kann lebensrettend sein! Verzichten Sie auch bei einem kurzen Trip zum Bäcker nicht auf diesen Kopfschutz.

2
DIE LEITLINIE FÜR DEN NOTFALL

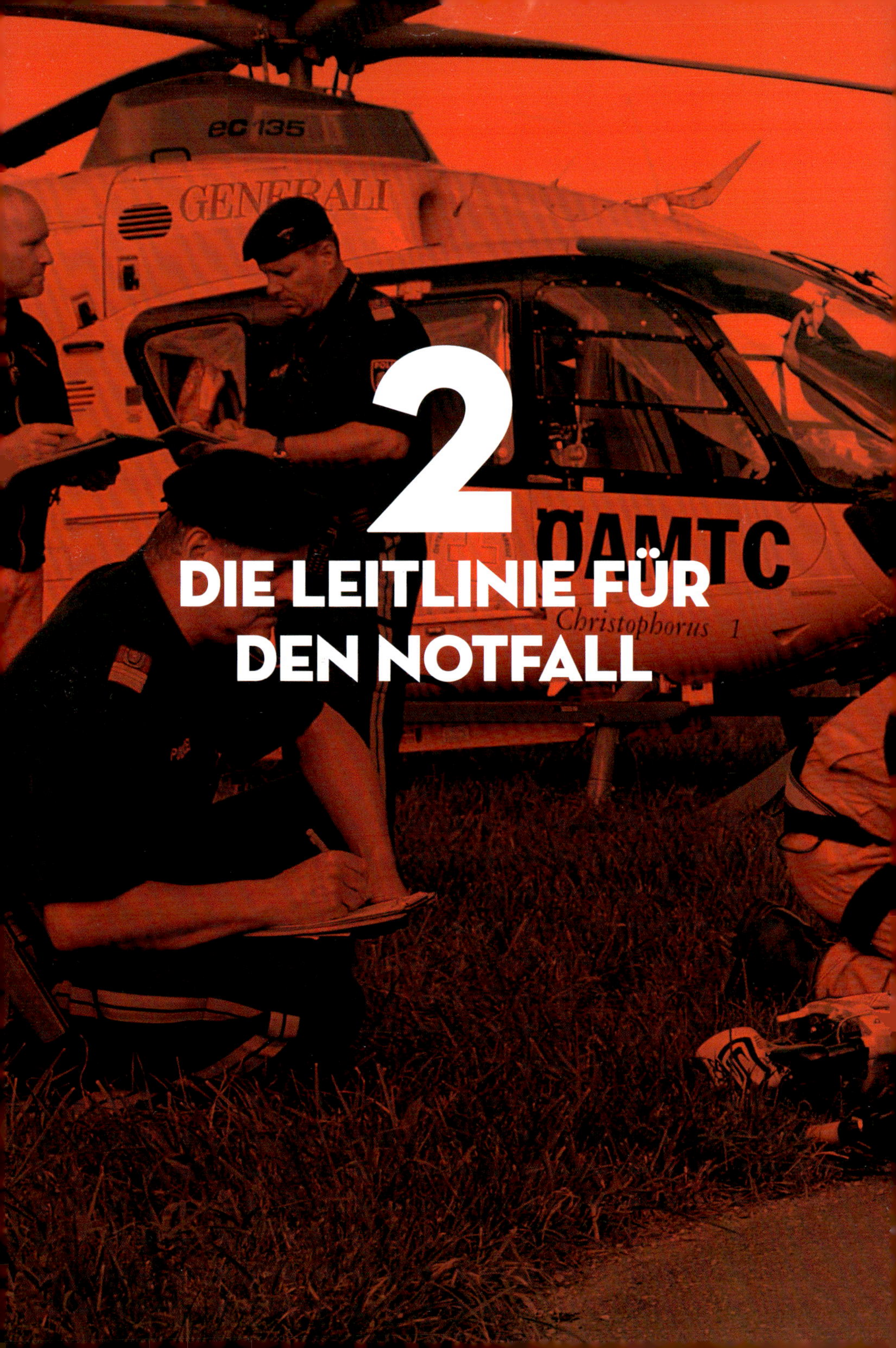

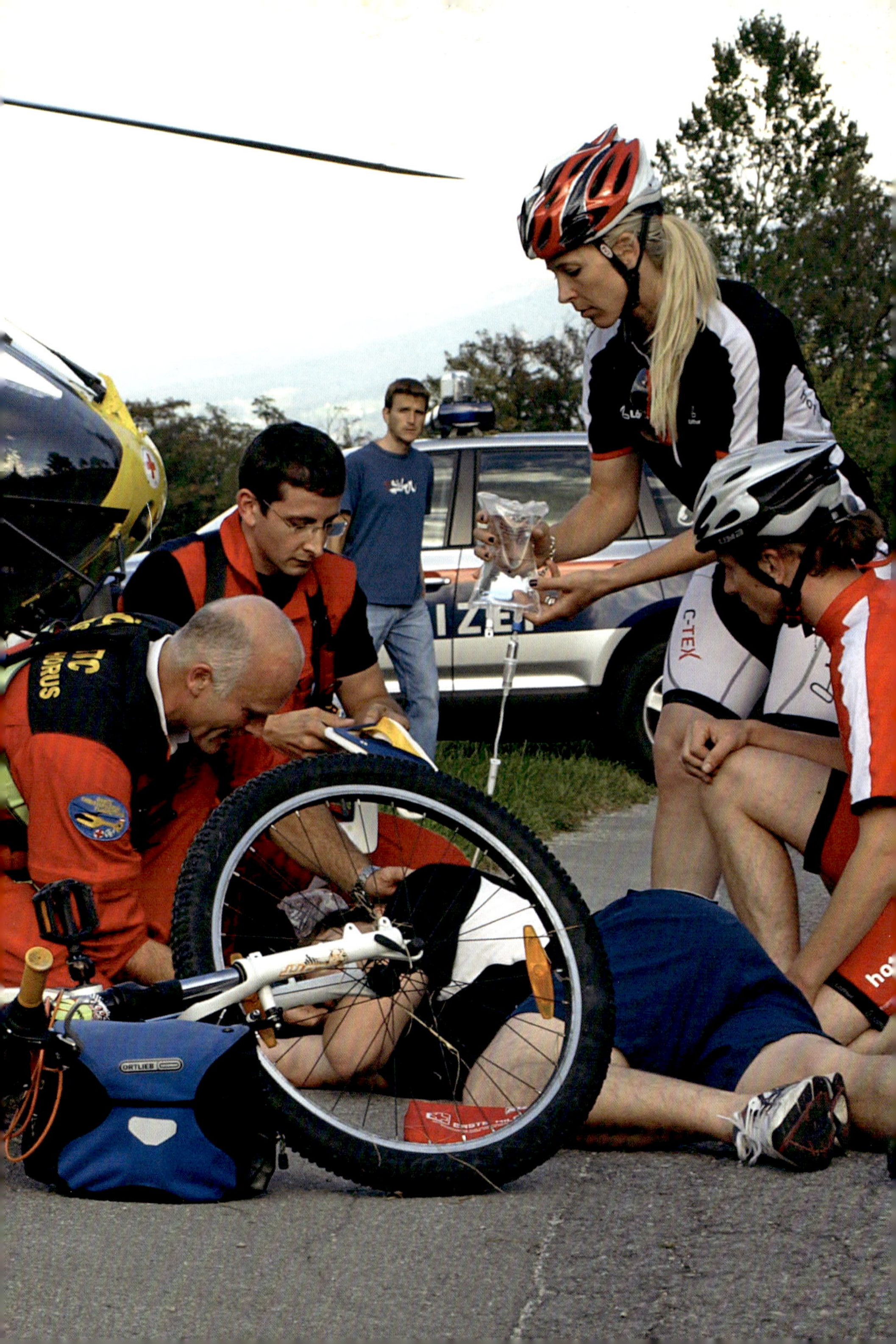
C-TEK
ORTLIEB

Jeder Unfall mit einem verletzten Radfahrer bedeutet für den Ersthelfer Stress. Der Adrenalinspiegel steigt, es kommt zu einer Art Ausnahmesituation. Und zwar für alle Unfallbeteiligten: den Verletzten, eventuellen Zeugen und Helfern.

Solche Situationen bedürfen einer Art Management für den Unfallort. Klingt kompliziert, ist es aber nicht. Damit meine ich nichts anderes, als ein wenig System in das gesamte Vorgehen zu bringen.

Überall dort, wo es professionelle Helfer mit verletzten oder kranken Menschen zu tun haben, regeln interne Vorgaben die verschiedenen Abläufe. Solche Vorgaben sorgen dafür, dass wichtige Punkte nicht vergessen werden. Hier kommen auch Checklisten zur Anwendung, oder es gibt dafür spezielle Leitlinien.

Für den Ersthelfer an einer Unfallstelle sind solche klaren Vorgaben ebenso wichtig. Er ist auf einen Unfall nicht vorbereitet und gerät während kürzester Zeit in eine enorme Stresssituation. Oft fehlt es am notwendigen Wissen oder an der Erste-Hilfe-Ausrüstung, und es ist nicht ausreichend Zeit, sich alles bis ins Detail zu überlegen.

Grundsätzlich hat nach einem Unfall die rasche und effektive Versorgung des verletzten Radfahrers oberste Priorität. Aber leider konzentrieren sich Ersthelfer nicht selten ausschließlich auf den Verletzten und klammern dabei alles andere komplett aus.

Neben der Erstversorgung sind am Notfallort aber noch weitere wichtige Schritte notwendig. Nur wenn diese Schritte in der richtigen Reihenfolge und einigermaßen akkurat durchgeführt werden, funktioniert auch die gesamte weitere Rettungskette.

DIE SIEBEN WICHTIGSTEN MASSNAHMEN AM UNFALLORT

Im Überblick:
die sieben wichtigsten Maßnahmen am Notfallort in der richtigen Reihenfolge

1. Für Sicherheit sorgen
- → Wie kann ich die Unfallstelle absichern?
- → Muss der verletzte Radfahrer aus dem Gefahrenbereich geborgen werden?

2. Überblick verschaffen
- → Was ist geschehen?
- → Wie ist die Situation des Verletzten am Unfallort?

3. Helfer organisieren
- → Wer kann mir noch helfen und in welcher Form?

4. Feststellung der Verletzung (»Untersuchung« des verletzten Radfahrers)
- → Welche Verletzung liegt vor?
- → Besteht akute Lebensgefahr?

5. Notruf absetzen
- → Wie lautet die Notrufnummer?
- → Welche Angaben sind für einen exakten Notruf wichtig?

6. Erste-Hilfe-Maßnahmen
- → Welche sinnvollen Erste-Hilfe-Maßnahmen kann ich vor Ort durchführen?
- → Bei mehreren Verletzten/ Verletzungen: In welcher Reihenfolge gehe ich vor?

7. Weitere Maßnahmen
- → Woran muss ich sonst noch denken, was ist sonst noch zu organisieren?

SCHRITT 1: FÜR SICHERHEIT SORGEN

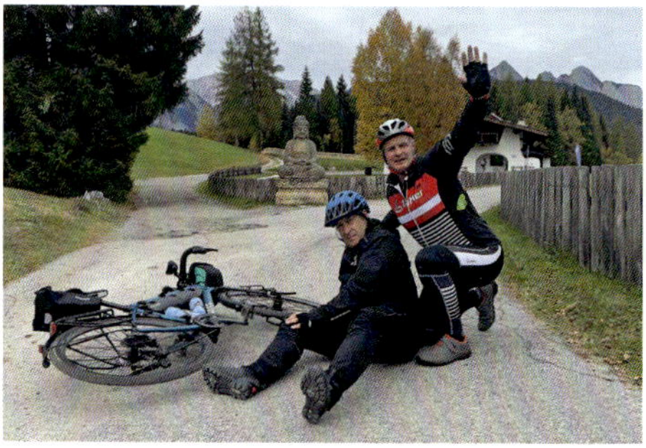

Eigentlich ist es logisch, und doch wird es in vielen Fällen vergessen: das Absichern der Unfallstelle. Dies ist aber nicht nur für den verletzten Radfahrer wichtig, sondern auch für Sie.

Als Ersthelfer sind Sie selten allein am Unfallort. Stehen mehrere Personen zur Verfügung, sollte sich eine davon so rasch wie möglich um das Thema Sicherheit kümmern. Trauen Sie sich, jemanden anzuweisen, Sie zu unterstützen. Wichtig: Diese Person muss wissen, dass sie ausschließlich für das Absichern der Unfallstelle zuständig ist; sie sollte vorerst für keine weitere Arbeit eingeteilt werden und sich nur auf diese Tätigkeit konzentrieren. Die Aufgabe eines solchen Mithelfers ist es, andere Verkehrsteilnehmer früh genug auf die Situation aufmerksam zu machen. Radfahrer haben im Gegensatz zu Autofahrern kein Warndreieck oder eine Sicherheitsweste dabei. Es hat sich bewährt, dass der Helfer ein Stück zurückgeht. Je schlechter die Unfallstelle einsehbar ist, desto größer sollte der Sicherheitsabstand gewählt werden. Dort sollte man sich gut sichtbar aufstellen, stehen bleiben und zusätzlich mit der Jacke oder dem Trikot winken, um andere zu warnen.
Etwas schwieriger wird es, wenn Sie außer dem verletzten Radfahrer allein sind und Ihnen vorerst kein weiterer Helfer zur Verfügung steht. Ist die Unfallstelle für andere schlecht einsehbar, kann eine fehlende Absicherung für Sie und den Verletzten rasch lebensgefährlich werden.

Grundsätzlich sollte ein Verletzter vom Ersthelfer nicht allein gelassen werden, aber in einer solchen Situation bleibt Ihnen nichts anderes übrig. Eine Möglichkeit: Legen Sie ein Bekleidungsstück und ihr Fahrrad vor der Unfallstelle an den Rand der Straße. So ist zumindest bis zum Eintreffen eines weiteren Helfers das Notwendigste getan. Ganz nach der Devise: Mach einfach irgendetwas!

Aber wie verhalten Sie sich, wenn der verletzte Radfahrer selbst aus einer Gefahrenstelle geborgen werden muss? Es gibt Situationen, da bleibt es an der Unfallstelle trotz Absperrung weiterhin gefährlich. Eine Bergung des Verletzten aus dieser Gefahrenzone ist dann unumgänglich. Meist genügen hier nur wenige Meter. Mittel der Wahl: der Rettungsgriff oder Rautek-Griff. Er ist auch für den Laien einfach anwendbar. So können sogar schwerere Personen zumindest ein kleines Stück gezogen werden.

→ **Absichern der Unfallstelle**
→ **Die Bergung des Verletzten aus der unmittelbaren Gefahrenzone**
→ **Das Aufrechterhalten der Sicherheit bis zum Abschluss des Rettungseinsatzes**

Tipp
Der Verletzte kann Sie mit unterstützen, wenn er ansprechbar ist!

Rautek-Griff

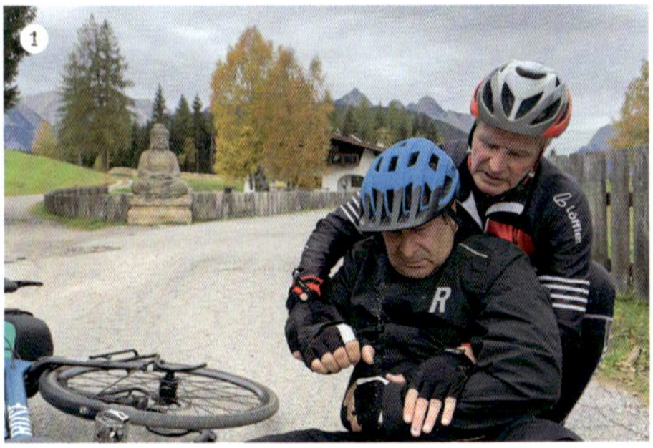

Stellen oder knien Sie sich hinter den Verletzten. Richten Sie den Oberkörper des Verletzten auf, und ziehen Sie ihn zu sich heran.

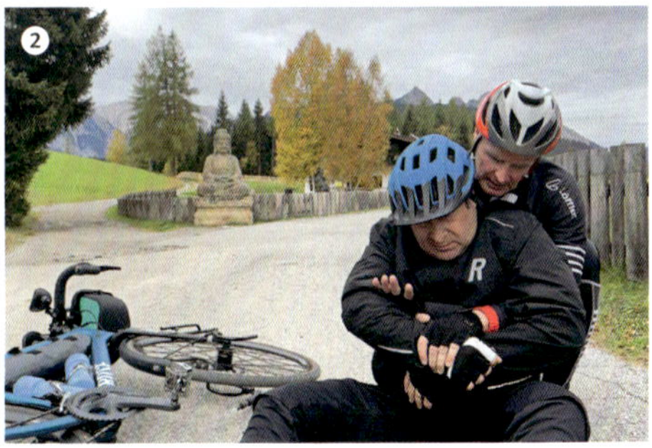

Greifen Sie mit beiden Armen unterhalb der Achseln des Verletzten durch, und fassen Sie einen Unterarm des Verletzten (Rautek-Griff).

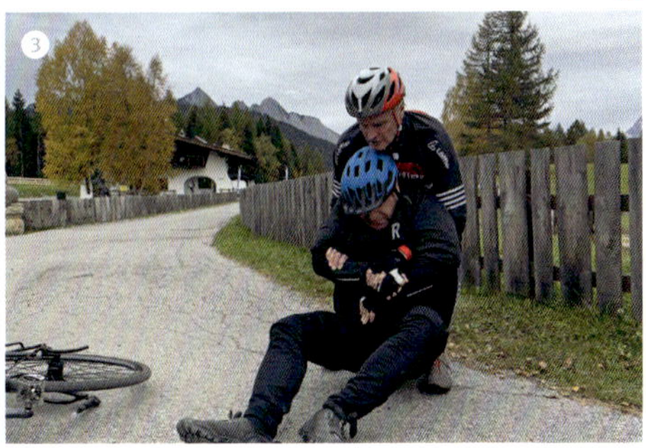

Ziehen Sie den Verletzten zu sich heran und weiter rückwärts aus der Gefahrenzone.

SCHRITT 2: ÜBERBLICK VERSCHAFFEN

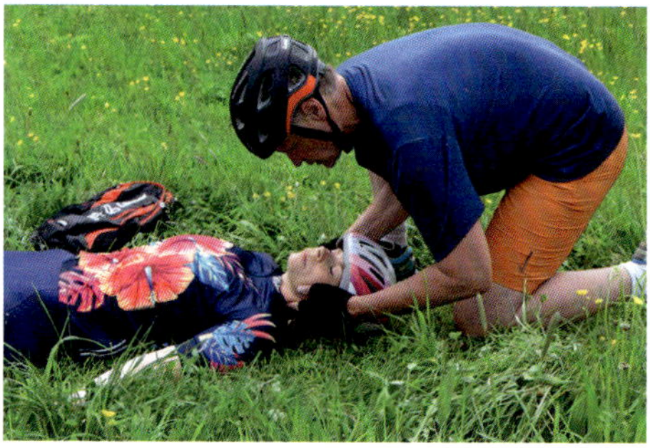

Verschaffen Sie sich einen Überblick, sowohl für die Angaben, die bei einem Notruf benötigt werden, als auch für die anschließende Erstversorgung des verletzten Radfahrers.

Dieses »Überblick verschaffen« hört sich vielleicht etwas kompliziert an, ist es aber nicht. Es bedeutet nur, dass Sie sich an der Unfallstelle etwas genauer umsehen sollten, dafür braucht es nicht viel Zeit. Je mehr Sie wissen, desto besser können Sie anschließend reagieren.

- **Um welche Art des Unfalles handelt es sich?**
- **Wie viele Personen wurden verletzt, sind ggf. Kinder darunter?**
- **Was kann ich beim Verletzten schon beim Hinschauen erkennen?**
- **Wo befindet sich die Unfallstelle?**
- **Kann mir sonst noch jemand helfen?**

Tipp
Atmen Sie tief durch, und schauen Sie sich einmal um, bevor Sie gleich zum Verletzten laufen. Dazu benötigen Sie nur wenig Zeit, tun sich dann aber bei allen Ihren weiteren Maßnahmen viel leichter.

SCHRITT 3: HELFER ORGANISIEREN

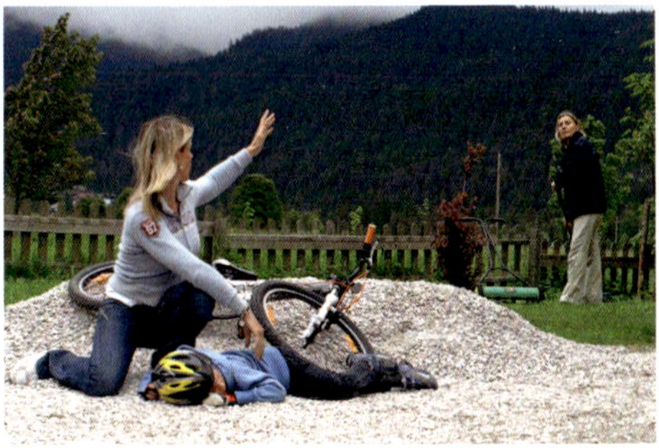

Es ist nahezu immer möglich, einen weiteren Helfer zu organisieren, und zu zweit geht alles leichter von der Hand. Ist man nicht mehr allein, hat das auch noch einen nicht zu unterschätzenden psychologischen Effekt.

Wenn Ihnen ein weiterer Helfer zur Verfügung steht, werden alle Maßnahmen an der Unfallstelle aufgeteilt. Wichtig: Sprechen Sie sich so rasch wie möglich untereinander ab. Wer macht was? Wenn Sie sich darauf verlassen können, dass der andere Helfer auch etwas tut, nimmt es ein wenig den Druck aus der Situation. Ein Beispiel: Während Sie sich um den verletzten Radfahrer kümmern, ist der zweiter Helfer für das Absichern der Unfallstelle zuständig. Hin und wieder sollte man sich auch kurz absprechen und gegenseitig bestätigen, dass alles passt. Ein solches Nachfragen steigert das persönliche Sicherheitsgefühl enorm.

Einige Maßnahmen an der Unfallstelle können auch von zwei Helfern gleichzeitig durchgeführt werden, etwa die gemeinsame Versorgung des verletzten Radfahrers. Aber auch hier ist wichtig: Reden Sie miteinander! Je mehr Helfer an der Unfallstelle zur Verfügung stehen, desto klarer muss die Aufteilung der Arbeiten erfolgen.

BEISPIELE, WIE SIE EIN WEITERER HELFER UNTERSTÜTZEN KÖNNTE:

- Zweiter Helfer sichert die Unfallstelle ab und/oder verständigt den Rettungsdienst (während Sie sich um den Verletzten kümmern)
- Der Verletzte wird gemeinsam versorgt (Sie stillen die Blutung, Zweithelfer deckt den Verletzten mit Rettungsdecke zu)
- Zweithelfer wartet auf die Rettungskräfte und weist diese ein (während Sie beim Verletzten bleiben und diesen betreuen)

SCHRITT 4: FESTSTELLUNG DER VERLETZUNG (»UNTERSUCHUNG« DES VERLETZTEN RADFAHRERS)

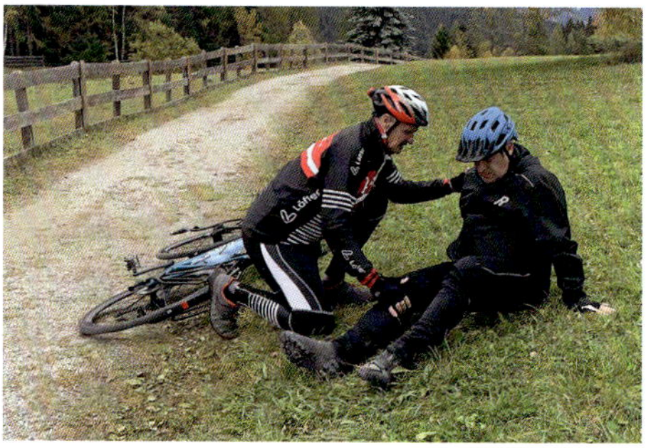

Bevor Sie mit den Erste-Hilfe-Maßnahmen beginnen, müssen Sie sich ein Bild von den Verletzungen machen. Ein Großteil ist auch für den Laien gut erkennbar, dafür sind keine besonderen medizinischen Vorkenntnisse notwendig. Ein gutes Auge und ein wenig Menschenverstand reichen aus.

Um eine Verletzung einzugrenzen, bieten sich für einen Ersthelfer vor Ort die sogenannten »3 As« an:

- Ansprechen
- Anschauen
- Anfassen

ANSPRECHEN:

Sinnvolle Fragen können etwa lauten: »Was ist passiert?«, »Haben Sie Schmerzen?«, »Können Sie mich verstehen?«.

Dieses Ansprechen der Person hat zwei wichtige Gründe: Zum einen zeigt es Ihnen, ob der Radfahrer überhaupt auf Sie reagiert, also ob er ansprechbar ist. Zum anderen können Sie aus der Art seiner Antworten einiges heraushören.

Wenn der Radfahrer erklären kann, was passiert ist und wo es ihm wehtut, ist das ein gutes Zeichen. Sind die Antworten des Verletzten hingegen nicht zielgerecht, unverständlich, oder der Radfahrer antwortet vielleicht überhaupt nicht, dann deutet dieses Verhalten meist auf eine schwerere Verletzung hin.

ANSCHAUEN:

Schauen Sie sich den verunfallten Radfahrer vom Kopf beginnend bis hinunter zu den Beinen gut an. Abschürfungen, blaue Flecken oder Blut sind leicht zu erkennen, aber auch zerrissene Bekleidung oder vielleicht ein eingedrückter Helm weisen darauf hin, dass der Radfahrer an der jeweiligen Körperstelle verletzt sein könnte. Bei einer unnatürlichen Körperhaltung ist Vorsicht geboten: Ein verdrehter Fuß, ein verdrehter Arm oder angezogene Beine in Rückenlage deuten auf schwerere Verletzungen hin.

ANFASSEN/ABTASTEN:

Sie dürfen den Verletzten auch berühren, wenn auch nicht unsittlich; doch hin und wieder sind Verletzungen nicht gleich erkennbar, oder das Opfer spricht vielleicht gar nicht Ihre Sprache. Durch ein Abtasten der Körperteile des Verletzten ist zumindest leichter feststellbar, ob es diesem irgendwo wehtut. Aber informieren Sie ihn immer über Ihr Tun: »Bitte nicht erschrecken, ich möchte mir die Verletzung jetzt genauer anschauen.« Idealerweise zeigen Sie ihm die Hände und tasten seinen Körper wie folgt ab:

- Schulter
- Oberarm und Unterarm
- Brustbereich
- Bauchbereich (Abdomen)
- Hüftbereich (Becken)
- Oberschenkel
- Unterschenkel

Zuerst wird die betreffende Körperstelle nur sehr vorsichtig berührt und dann ein wenig fester. Ist der Radfahrer an dieser Stelle verletzt, wird er meist sofort reagieren. Entweder er zeigt es durch eine Bewegung, oder er sagt es Ihnen sogar. Ein Sonderfall liegt vor, wenn der Radfahrer nicht ansprechbar ist, also überhaupt nicht reagiert. Dazu mehr unter »Der bewusstlose Radfahrer«.

Tipp

Auch wenn Sie bereits beim ersten Hinschauen eine Verletzung erkennen, sollten Sie sich nicht auf diese allein fixieren. Schauen Sie sich trotzdem noch den restlichen Körper an, und fragen Sie: »Haben Sie noch irgendwo Schmerzen?«. Können Sie keine Verletzung erkennen, oder sind Sie sich unsicher, tasten Sie den Körper systematisch ab!

Die »3 As«

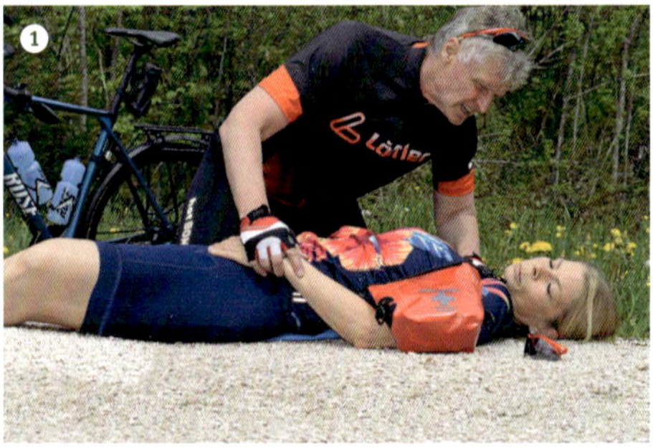

Den verletzten Radfahrer ***ANSPRECHEN.***

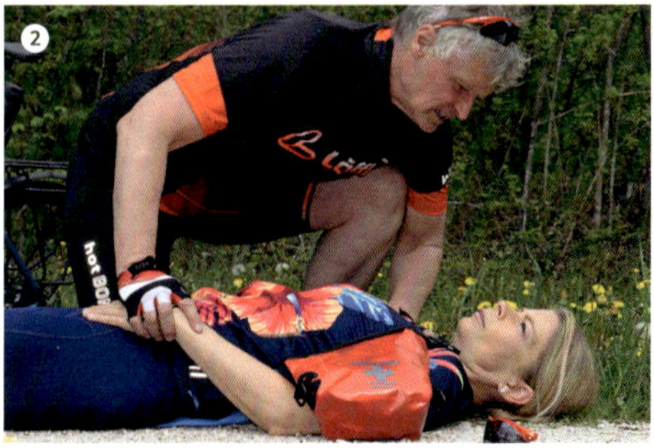

Den verletzten Radfahrer ***ANSCHAUEN.***

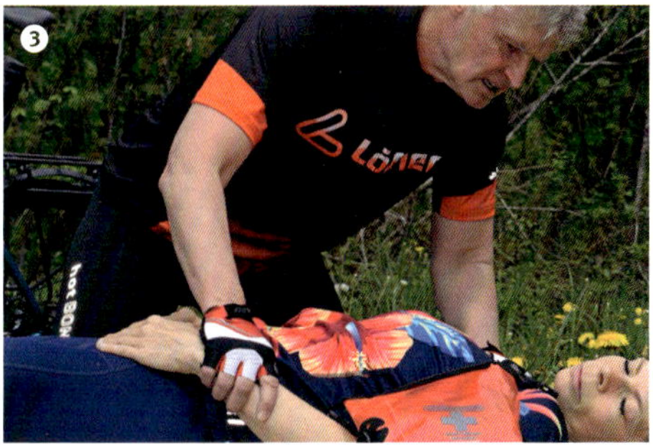

Den verletzten Radfahrer vorsichtig ***ANFASSEN/ABTASTEN.***

Das Abtasten

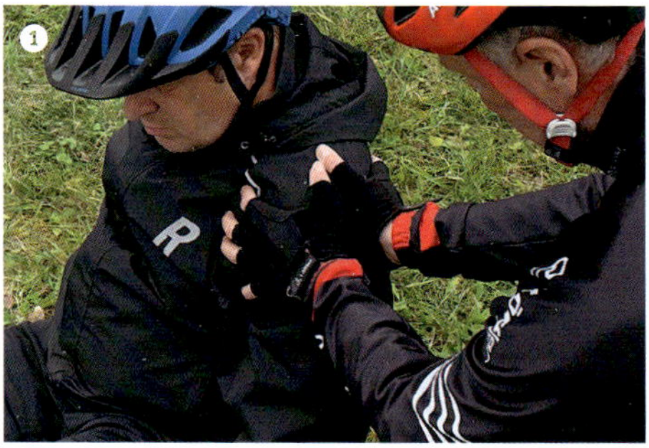

Schulterbereich.

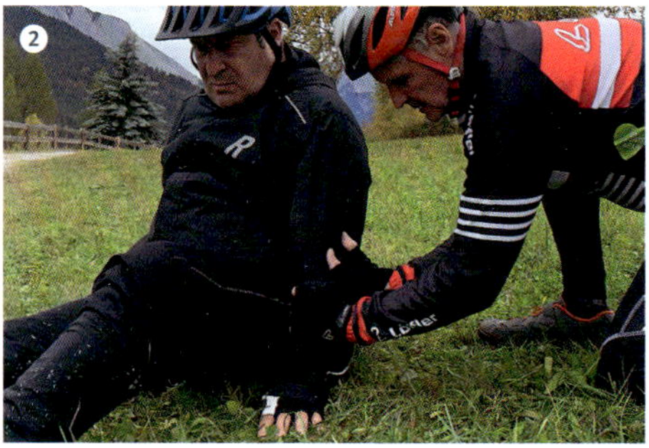

Beide Oberarme und Unterarme.

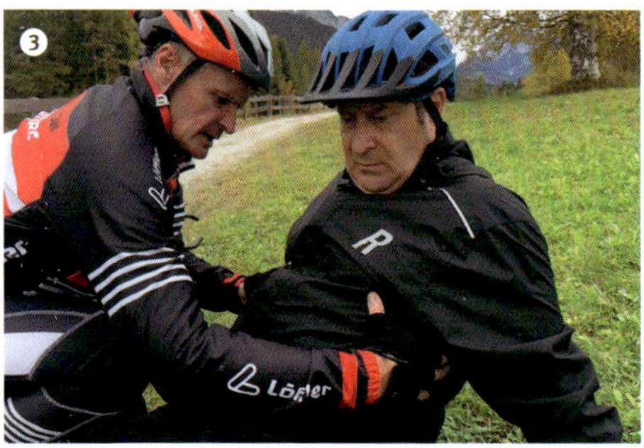

Brustkorb und Bauchbereich (Abdomen).

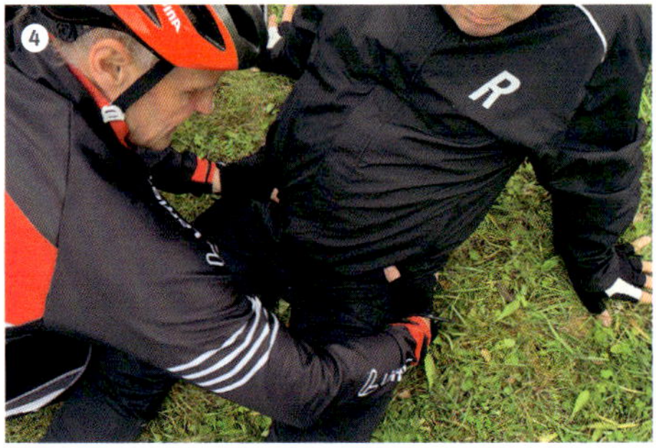

Bereich des Beckens.

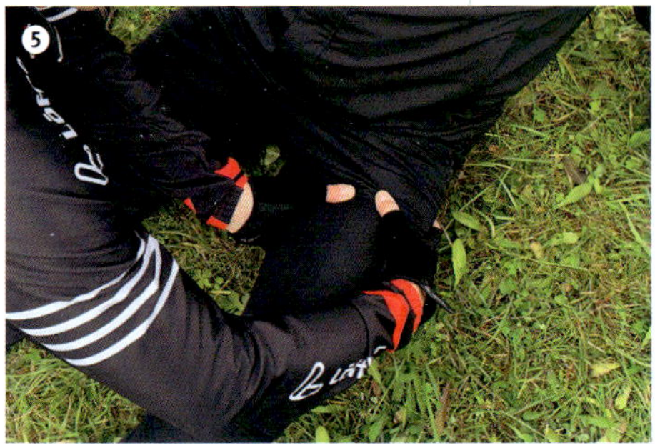

Beide Oberschenkel.

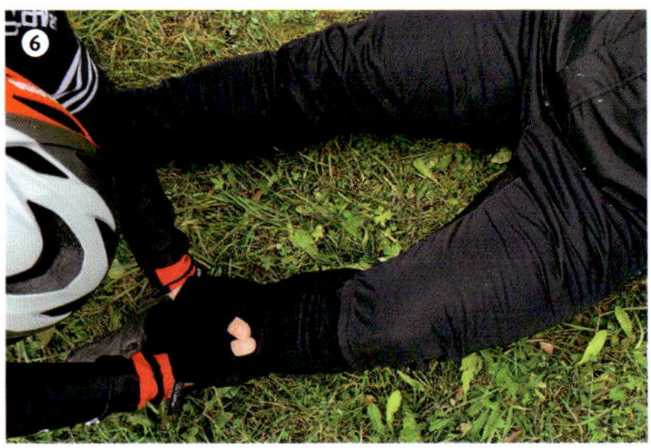

Beide Unterschenkel und Fußgelenke.

SCHRITT 5: NOTRUF ABSETZEN

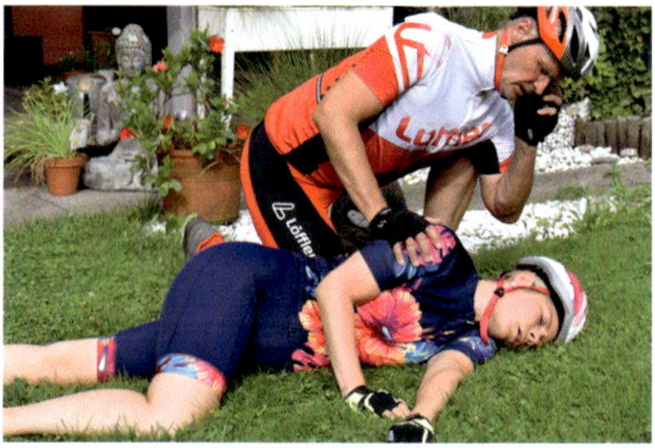

Die Unfallstelle ist abgesperrt, die Situation halbwegs klar, und Sie haben herausgefunden, wo es dem gestürzten Radfahrer wehtut. Jetzt wird es Zeit für den Notruf, nur welchen? Grundsätzlich gibt es zwei Hauptnotrufnummern: zum einen die europäische Notrufnummer 112 und zum anderen die Notrufnummer des jeweiligen Landes, in dem Sie wohnen oder sich gerade befinden.

Wenn Sie den Notruf abgesetzt haben, wird sich ein Disponent der Rettungsleitstelle melden. Jetzt müssen Sie einige Angaben zum Unfall machen und wahrscheinlich folgende Fragen beantworten:

- Wo genau befindet sich der Unfallort?
- Was ist geschehen?
- Wer ist wie verletzt?

Sie können sich sicher sein, dass schon während des Gesprächs eine Besatzung alarmiert wird. Wichtig: Legen Sie nicht auf, solange nicht alle Fragen beantwortet sind, und bleiben Sie nach dem Notruf für eventuelle weitere Rückfragen so lange erreichbar, bis das Rettungsmittel bei Ihnen eintrifft.

Bitte beachten
Gehen Sie systematisch vor – von oben nach unten!

DER RICHTIGE NOTRUF
- 112 wählen
  (oder den jeweiligen Landesnotruf)
- Fragen der Leitstelle möglichst ruhig beantworten
  (nicht auflegen, bevor der Disponent der Leitstelle dazu Anweisung gibt)

WER IST DER MELDER?
- Name

WO GENAU IST DER NOTFALLORT?
- möglichst genaue Beschreibung
  - Name des Ortes + Straße, Hausnummer, Besonderheiten ...
  - Name des Ortes + Berg, Radroute, Skipiste ...
  - Koordinaten vorhanden?
  - Möglichkeit der Handyortung?

WAS IST PASSIERT?
- Art des Unfalles (Notfalles) beschreiben
  - Fahrradunfall alleine ...
  - Fahrradunfall mit Zusammenstoß ...
  - Bergunfall, Sportunfall ...

WELCHE VERLETZUNG LIEGT VOR?
- möglichst genau beschreiben
  - Welche Verletzung ist erkennbar?
  - Ein Verletzter oder mehrere?
  - Die Fragen des Disponenten zum Zustand des Verletzten beantworten

WEITERE MASSNAHMEN
- Anweisungen der Leitstelle beachten
- erreichbar bleiben

SCHRITT 6: ERSTE-HILFE-MASSNAHMEN

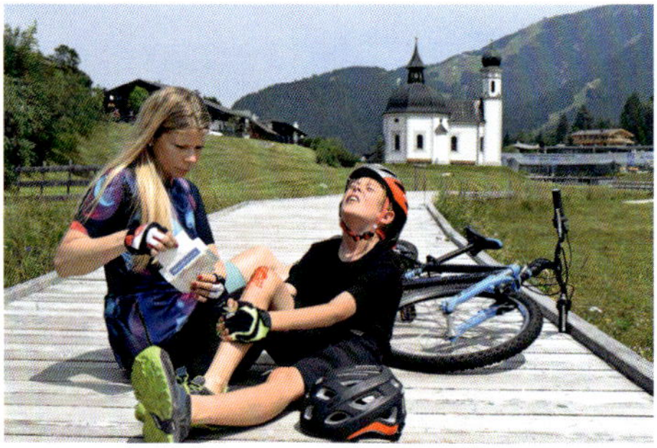

Der Notruf ist abgesetzt, jetzt folgt Ihre wichtigste Aufgabe als Ersthelfer: Sie versorgen den verletzten Radfahrer. Grundsätzlich dürfen Sie bei den Erste-Hilfe-Maßnahmen alles machen, was Sie sich zutrauen. Denken Sie kurz nach, aber überlegen Sie nicht allzu lange: Die Praxis hat gezeigt, dass sich viele Ersthelfer im Detail verlieren; wertvolle Zeit geht verloren, und vielleicht beginnt man irgendwann, an sich und seinen Fähigkeiten zu zweifeln.

Bei nur einer Verletzung können Sie sich in Ruhe auf diese konzentrieren. Stellt sich jedoch heraus, dass das Unfallopfer mehrere Verletzungen erlitten hat, müssen Sie Prioritäten setzen. Versorgen Sie zuerst jene Blessur, die Ihnen am schlimmsten vorkommt. Vorrangig sind dabei immer Situationen, bei denen unter Umständen Lebensgefahr droht. So muss etwa eine starke Blutung unverzüglich gestoppt werden. Ein bewusstloser Radfahrer wird sofort in die Seitenlage gedreht und anschließend regelmäßig die Atmung kontrolliert. Wenn ein Unfallopfer überhaupt nicht mehr reagiert, nicht mehr atmet und keinen Puls mehr aufweist, muss unverzüglich mit Wiederbelebungsmaßnahmen begonnen werden, unabhängig von eventuellen weiteren Verletzungen.

Es ist nicht notwendig, dass Sie alle Erste-Hilfe-Maßnahmen perfekt umsetzen, überlassen Sie das den später eintreffenden Rettungskräften.

Tipp

Wenn Sie icht mehr weiterwissen oder überfordert sind, wählen Sie abermals den Notruf und bitten Sie den Disponenten der Rettungsleitstelle um Hilfe. Die Mitarbeiter dort sind für solche Situationen besonders geschult und erteilen Ihnen entsprechende telefonische Anweisungen.

SCHRITT 7: WEITERE MASSNAHMEN

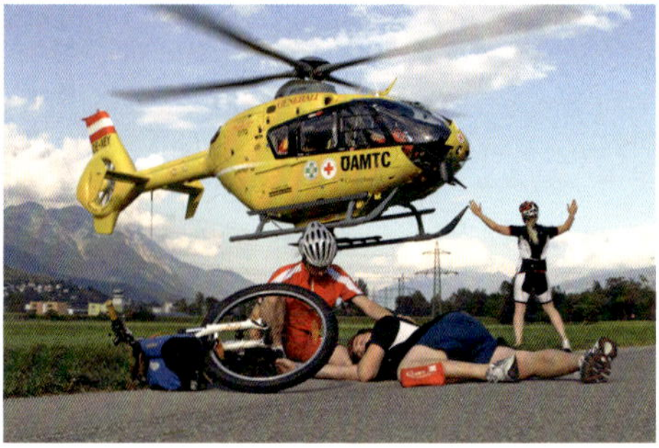

Mir ist bewusst, dass der Stress für Sie als Ersthelfer am Unfallort schon groß genug ist. Aber hin und wieder kommt es vor, dass noch weitere Maßnahmen notwendig sind. Neben dem Einsatz des Rettungshubschraubers und polizeilicher Maßnahmen, auf die ich später eingehe, möchte ich an dieser Stelle auf zwei weitere Punkte kurz hinweisen:

Angehörige

Oft ist ein Radfahrer allein unterwegs. Wird er in ein Krankenhaus gebracht, so sollte ein Angehöriger darüber informiert werden. Ist die Polizei vor Ort, wird sie sich darum kümmern. Sind Sie aber allein, dann scheuen Sie sich nicht, das Unfallopfer zu fragen, ob Sie jemanden anrufen sollen. Warten Sie aber mit einem Anruf so lange, bis Sie wissen, wohin der Verletzte gebracht wird. Versuchen Sie dann beim Telefonat sachlich zu bleiben, schildern Sie aber ruhig Ihre Wahrnehmungen vor Ort. Und informieren Sie den Angehörigen auch darüber, wo sich das Fahrrad befindet.

Herausgabe Ihrer Identität

Es gibt gesetzliche Vorgaben, die Sie zur Herausgabe Ihrer Identität verpflichten, etwa wenn Sie am Unfall direkt beteiligt oder Zeuge sind. Sind Sie »nur« Ersthelfer, empfehle ich Ihnen, mit dem Verletzten trotzdem zumindest Namen und eine Telefonnummer auszutauschen. Man weiß nie, welche Fragen im Nachhinein noch auftauchen. Vielleicht möchte sich auch der Verletzte bei Ihnen bedanken oder Sie sich nach seinem Befinden erkundigen.

Tipp

Priorität hat immer die Versorgung des Verletzten. Haben Sie das erledigt und der Rettungsdienst ist eingetroffen, dann versuchen Sie, ein wenig zur Ruhe zu kommen, und überlegen sich, ob Sie vielleicht noch etwas machen können.

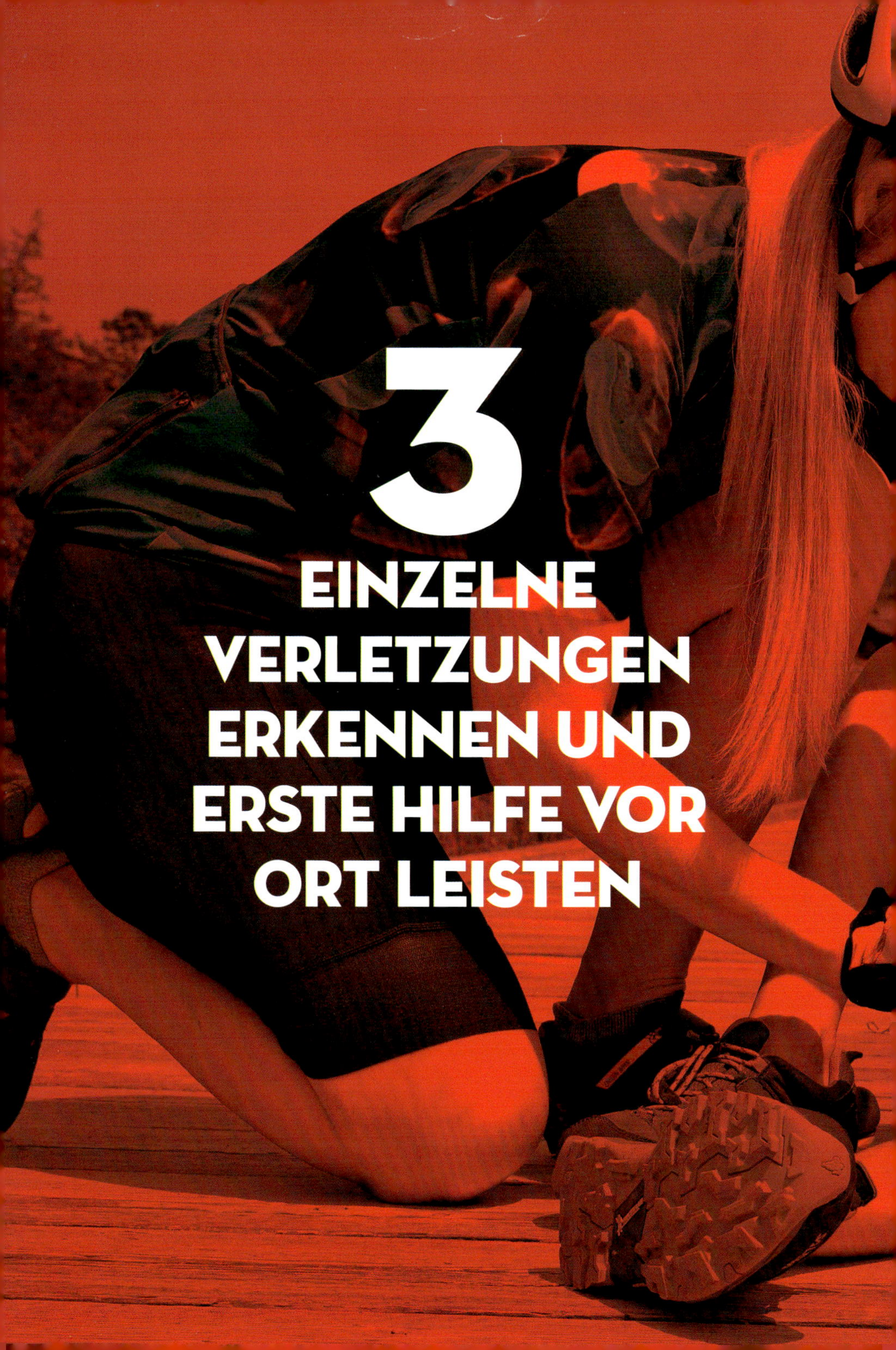

3

EINZELNE VERLETZUNGEN ERKENNEN UND ERSTE HILFE VOR ORT LEISTEN

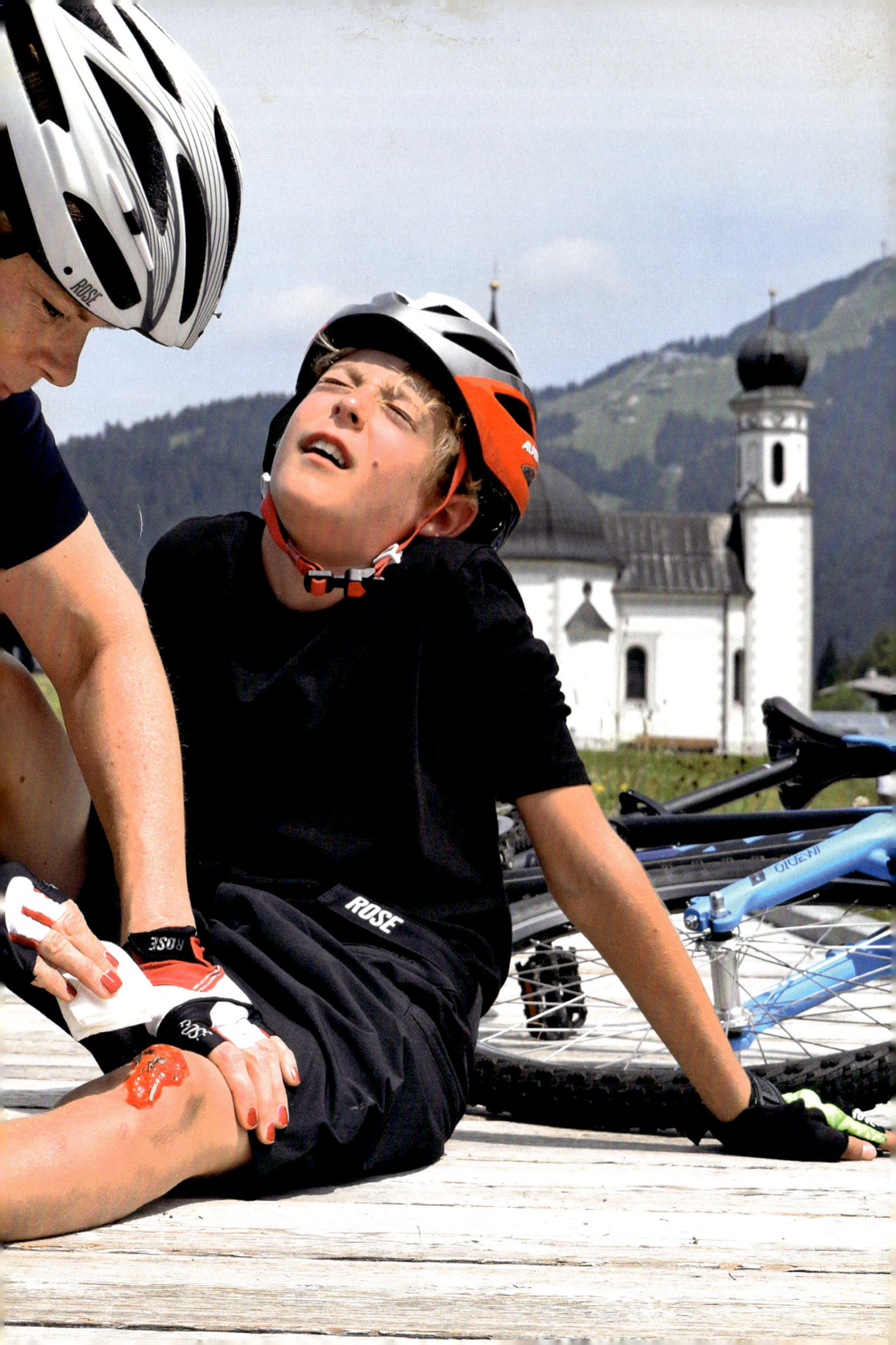
ROSE
ROSE
ROSE

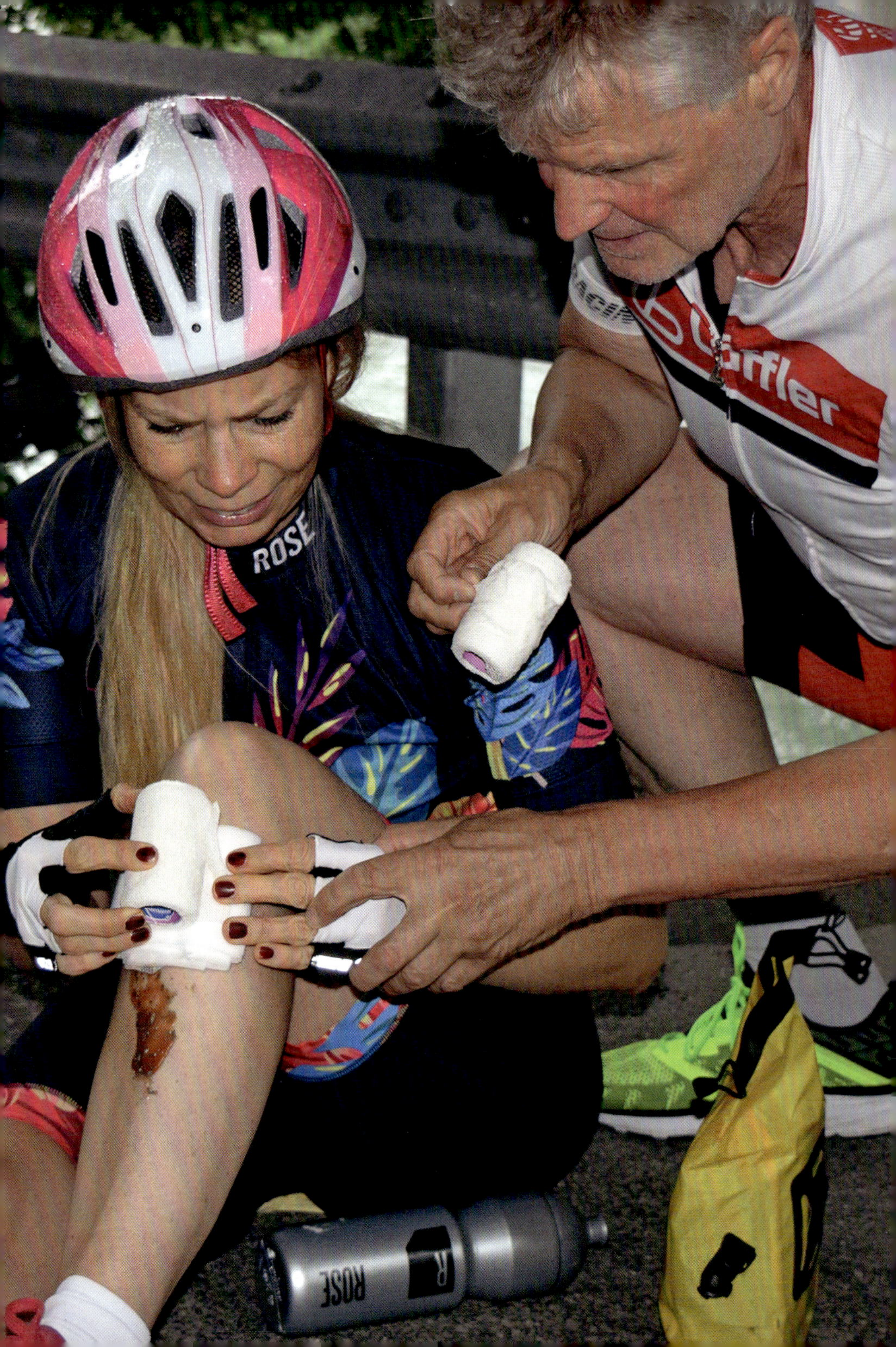
ROSE

In diesem Kapitel sind jene Verletzungen angeführt, die bei einem Radunfall am häufigsten vorkommen. Mit einfachen und leicht verständlichen Worten wird erklärt, wie Sie eine bestimmte Verletzung erkennen und welche Erste-Hilfe-Maßnahmen Sie direkt vor Ort anwenden können. Der Aufbau der Seite ist bei jeder Verletzung gleich: Nach Erläuterung der Verletzung und ihrer Entstehungsgeschichte werden die – für Laien erkennbaren – wichtigsten Merkmale angeführt. Jetzt sind Sie als Ersthelfer gefragt. Welche Erste-Hilfe-Maßnahmen können Sie anwenden? Da vor Ort bis zum Eintreffen des Rettungsdienstes nur die wichtigsten Erstmaßnahmen nötig sind, werden in diesem Teil auch immer nur solche Schritte beschrieben, zusammen mit den dafür benötigten Hilfsmitteln. Die weitere, professionelle Versorgung erfolgt dann durch den Rettungsdienst.

Auf den folgenden Seiten finden Sie das zur jeweiligen Verletzung passende Bildmaterial, mit dem die beschriebenen Maßnahmen nochmals Schritt für Schritt nachvollzogen werden können.

LEICHTE BLUTUNG ODER ABSCHÜRFUNG

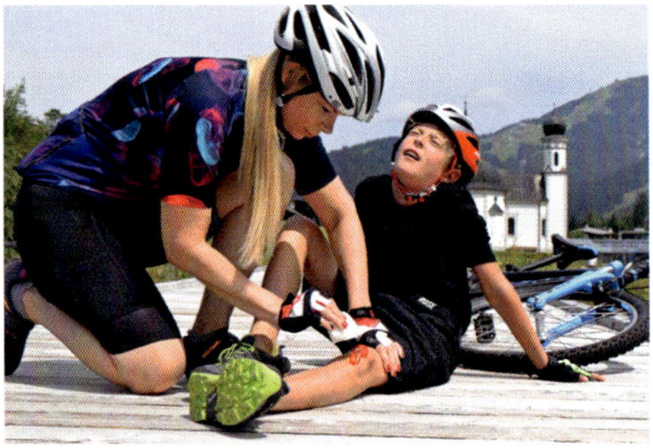

Eine Wunde mit leichter Blutung oder eine Abschürfung gehören zu den am häufigsten vorkommenden Verletzungen nach einem Radunfall. Eine solche Wunde entsteht durch äußere Einwirkungen auf die Haut und das darunter liegende Gewebe des betreffenden Körperteiles. Die Schmerzen sind erträglich, es liegen keine Bewegungseinschränkungen vor. Beispiel Fahrradunfall: Sturz bei geringer Geschwindigkeit oder auch Umfallen beim Auf- oder Absteigen.

Erkennen der Verletzung

- sichtbare Wunde (oder Schürfwunde)
- leichtes Bluten

Erste-Hilfe-Maßnahmen vor Ort

- Entfernen Sie groben Schmutz (mit Wundauflage, Taschentuch, sauberem Wasser)
- Wenn möglich, desinfizieren Sie die Wunde (mittels Desinfektionsspray oder Desinfektionstuch)
- Versorgen Sie die Wunde mit einem Wundpflaster oder einer Wundauflage sowie einem Wundverband (bei großflächigeren Wunden)

Bitte beachten

- Genügt eine Wundauflage nicht und es blutet weiter, legen Sie eine weiterer Wundauflage darüber
- Der Verletzte sollte nach Möglichkeit sitzen
- Für kleinere Wunden reicht ein Pflaster, bei großflächigeren empfiehlt sich eine Wundauflage

Benötigte Erste-Hilfe-Ausrüstung

- Desinfektionsspray oder -tuch
- Pflaster oder
  1 Wundauflage
- 1 Fixierbinde (Peha-Haft)

Tipp

Bevor Sie die Wunde desinfizieren, weisen Sie den Verletzten auf den brennenden Schmerz beim Auftragen des Desinfektionsmittels hin.

Leichte Blutung + Schürfwunde

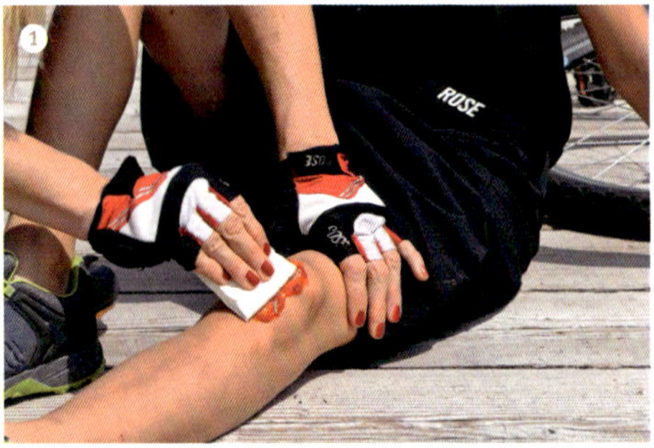

Entfernen Sie grob sichtbaren Schmutz (mit Wundauflage oder Taschentuch).

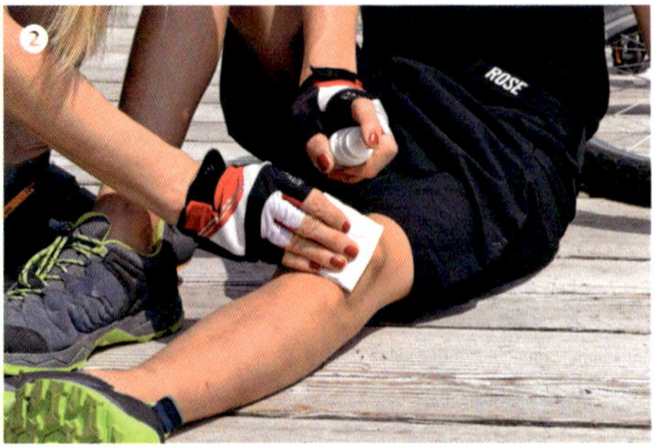

Desinfizieren Sie, wenn möglich, die Wunde (Desinfektionsspray oder Alkoholtupfer).

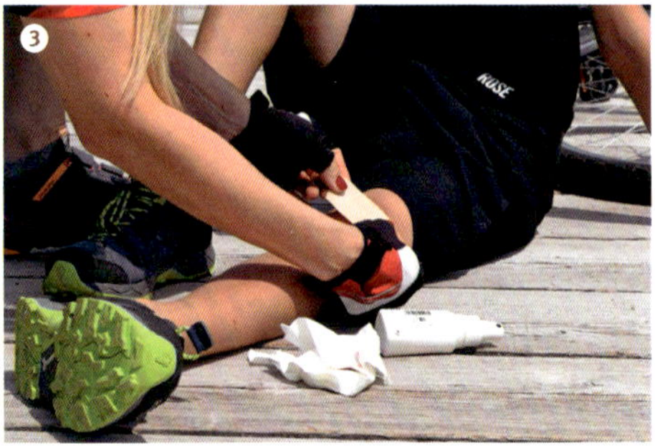

Versorgen Sie die Wunde nach Möglichkeit mit Pflaster.

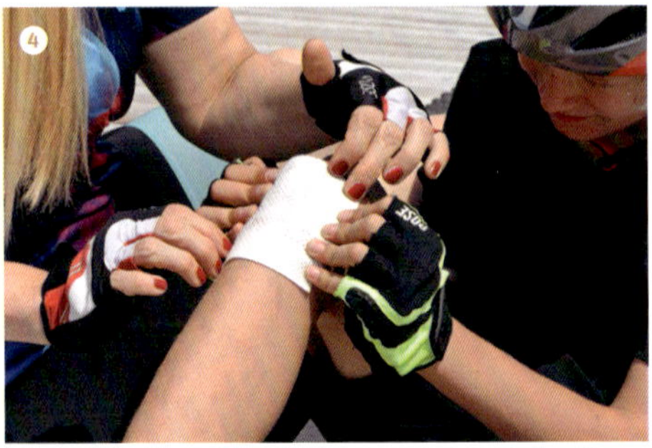

Verwenden Sie alternativ eine Wundauflage, und lassen Sie den Verletzten mithelfen.

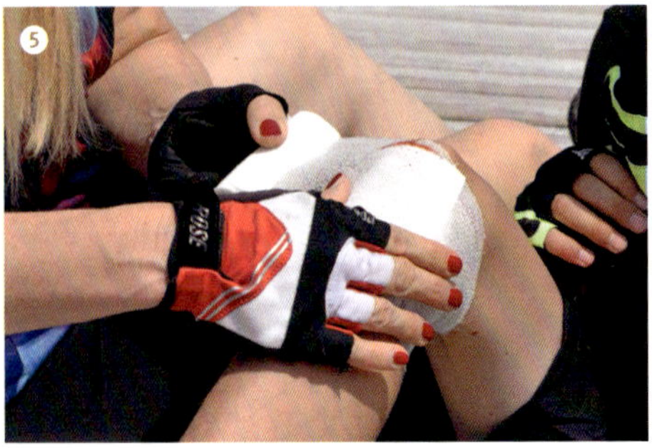

Wickeln Sie einen Wundverband über die Wundauflage (elastischer, selbstklebender Verband).

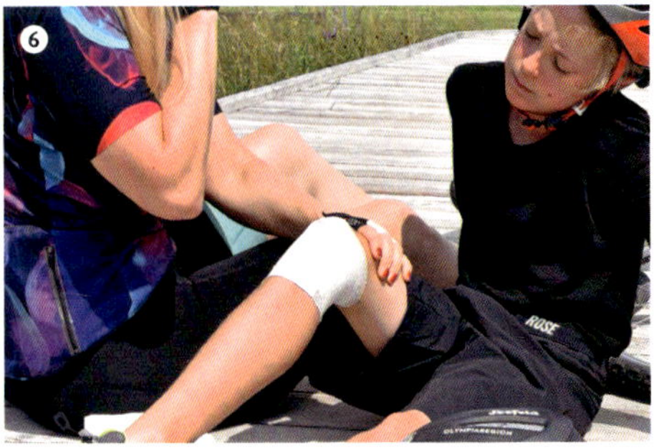

Vollständig versorgte leichte Blutung.

STARKE BLUTUNG

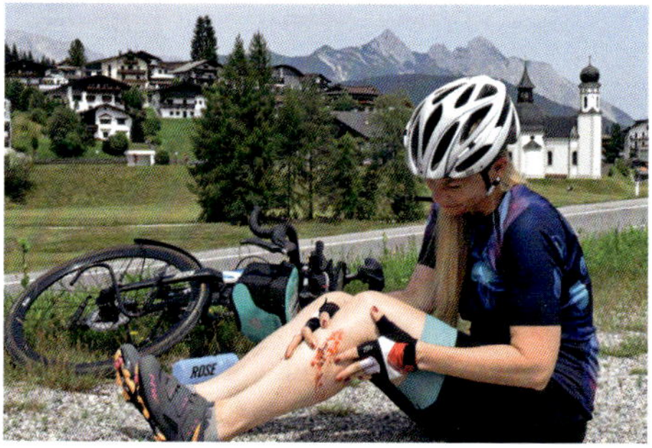

Um eine starke Blutung handelt es sich immer dann, wenn die Blutung mit »normalen« Mitteln nicht zu stoppen ist. Eine Wundauflage mit einem Verband reicht nicht mehr aus – es blutet weiter. Beispiel Fahrradunfall: schwerere Stürze oder Stürze bei höherer Geschwindigkeit, oft auch in Verbindung mit einer Fraktur.

Erkennen der Verletzung

- deutlich sichtbare Wunde
- starkes Bluten (das Blut rinnt aus der Wunde)

Erste-Hilfe-Maßnahmen vor Ort

- Drücken Sie eine möglichst dicke Wundauflage fest auf die Wunde
- Verwenden Sie zusätzlich einen Druckkörper
- Fixieren Sie die Wundauflage

Bitte beachten

- Das Reinigen und Desinfizieren der Wunde ist bei einer starken Blutung zu vernachlässigen
- Der Verletzte sollte nach Möglichkeit sitzen (es gibt Menschen, die können kein Blut sehen, ihr Kreislauf sackt weg und sie kippen um)
- Im Notfall können Sie auch nur mit einer Hand fest auf die Wunde drücken, um so die Blutung bis zum Eintreffen des Rettungsdienstes rudimentär zu stillen

Benötigte Erste-Hilfe-Ausrüstung

- 1 Wundauflage
- 1 Fixierbinde als Druckkörper
- 1 Fixierbinde zum Verbinden oder
- 1 Dreieckstuch zum Verbinden

Tipp

Fragen Sie den Verletzten, ob er Ihnen helfen kann. Zum Beispiel kann der Betroffene selbst die Wundauflage oder den Druckkörper auf die Wunde halten. Sie tun sich beim Anlegen des Druckverbandes dadurch viel leichter.

Starke Blutung

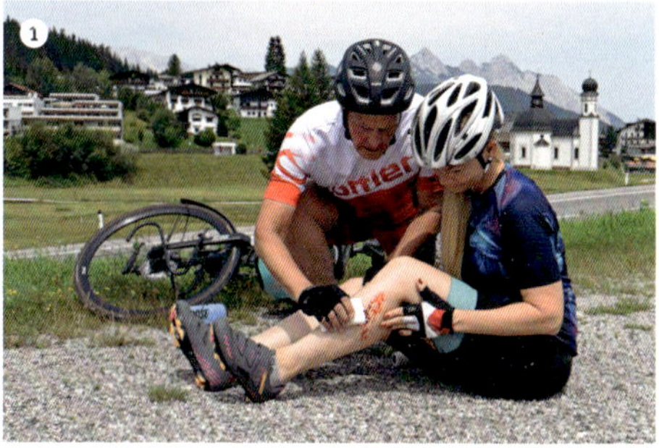

Entfernen Sie grob sichtbaren Schmutz (mit Wundauflage oder Taschentuch).

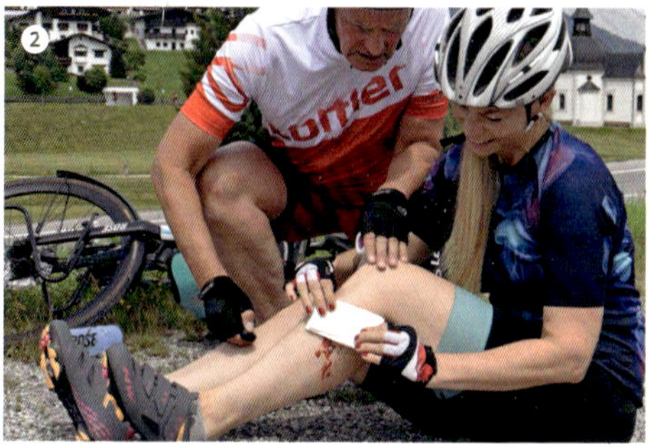

Drücken Sie die Wundauflage fest auf die Wunde (lassen Sie ggf. den Verletzten mithelfen).

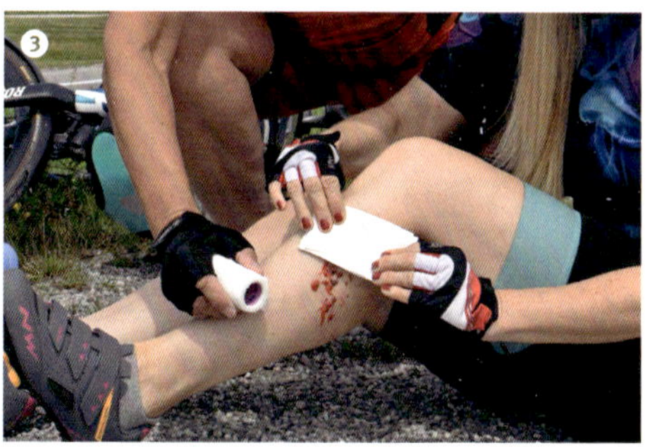

Bereiten Sie einen Druckkörper vor (aufgerolltes Verbandsmaterial oder Ähnliches).

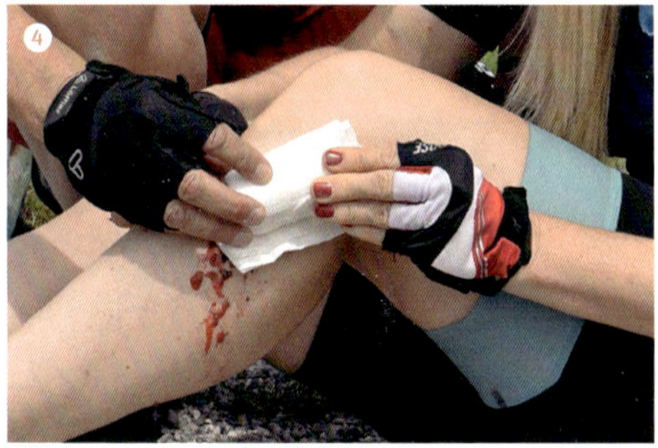

Drücken Sie den Druckkörper fest auf die Wundauflage (lassen Sie ggf. den Verletzten mithelfen).

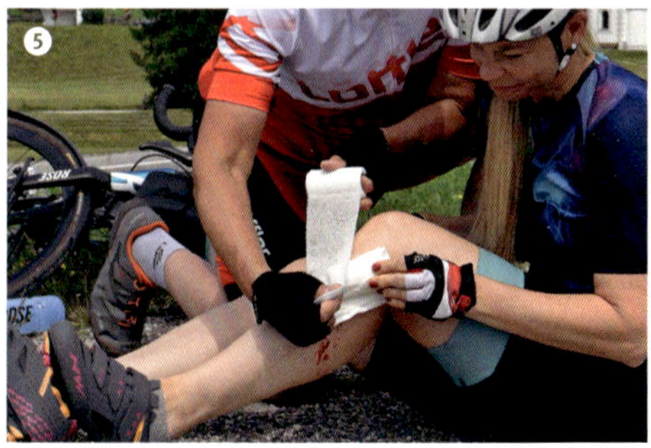

Verbinden Sie die Wunde mit einem elastischen, selbstklebenden Verband.

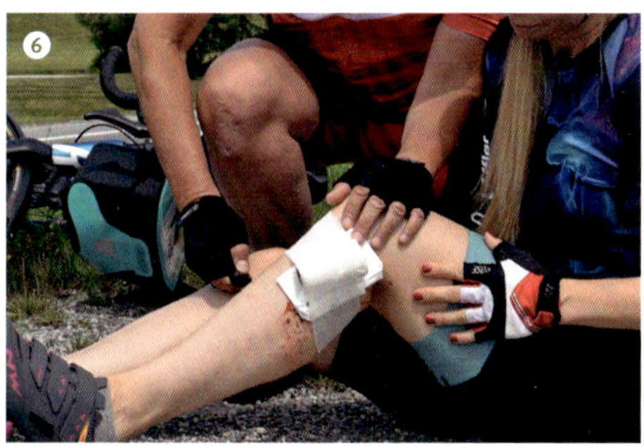

Vollständig versorgte, starke Blutung mittels Druckverband.

HANDGELENKS- ODER UNTERARMFRAKTUR

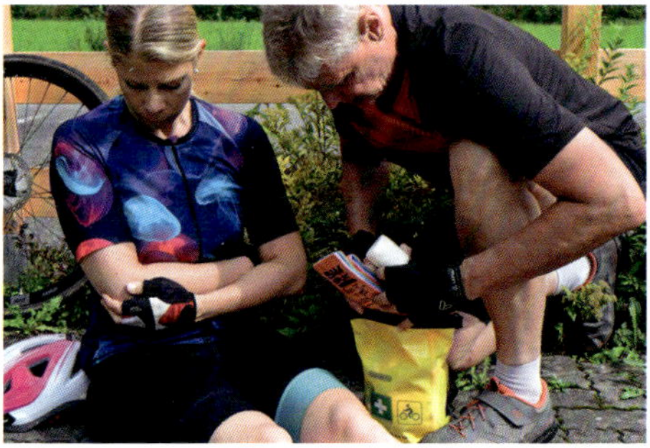

Im Unterarm befinden sich die beiden Knochen Elle und Speiche. Bei der Fraktur des Handgelenks nun handelt es sich in den meisten Fällen um die Fraktur (= Bruch) der Speiche in unmittelbarer Nähe des Handgelenks. Die Folgen sind eine Bewegungseinschränkung und ein deutlicher Kraftverlust an der betroffenen Hand. Bei der Fraktur des Unterarmes kommt es zum Bruch einer dieser Knochen oder beider Knochen. Am häufigsten ist die Speiche betroffen. Ein solcher Bruch führt meist zur schmerzhaften Bewegungseinschränkung im gesamten Unterarm und dem Handgelenk. Beispiel Fahrradunfall: Sturz auf die Handinnenfläche beim Versuch, den Sturz mit den Händen abzufedern.

Tipp

Formen Sie das Schienungsmaterial so, dass der Verletzte die Finger der betroffenen Hand anwinkeln kann (ähnlich wie beim Greifen eines Tennisballs). Dies führt zur Entlastung der Bänder und dadurch auch zur Schmerzlinderung.

Erkennen der Verletzung

- → Der Verletzte hält sich meist die verletzte Hand
- → Schmerzen im Bereich des Handgelenks oder des Unterarmes
- → Bewegungen sind stark eingeschränkt (vor allem das Greifen und Halten)
- → Beginnende Schwellung im Bereich des gebrochenen Knochens
- → Eventuell Gefühlsstörungen in den Fingern

Erste-Hilfe-Maßnahmen vor Ort

- → Belassen Sie den Arm und/oder das Handgelenk in seiner aktuellen Position
- → Lassen Sie den Verletzten mithelfen, indem er seinen Arm selbst festhält
- → Fixieren Sie das Handgelenk und den Unterarm mit Schienungsmaterial (Sam-Splint und Peha-Haft

Bitte beachten

- → Schließen Sie beim Anpassen der Schienung immer Handgelenk und Unterarm mit ein
- → Der Verletzte sollte möglichst sitzen
- → Lassen Sie den Verletzten mithelfen, indem er selbst seinen verletzten Arm hält. Statt eines Verbands können Sie auch zwei Dreieckstücher zum Fixieren der Schiene verwenden

Benötigte Erste-Hilfe-Ausrüstung

- → 1 Schienungsmaterial (Sam-Splint)
- → 1 Fixierbinde (Peha-Haft)

Fraktur Handgelenk und Unterarm

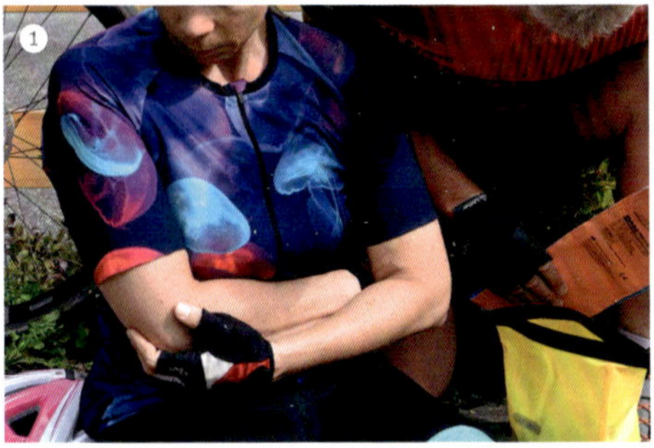

Verletzter stabilisiert gebrochenen Arm eigenständig (zum Oberkörper).

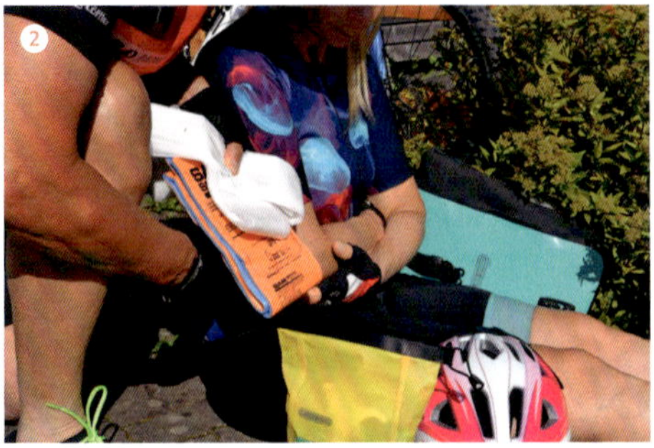

Bereiten Sie das Schienungsmaterial vor (Schiene und elastischen Verband).

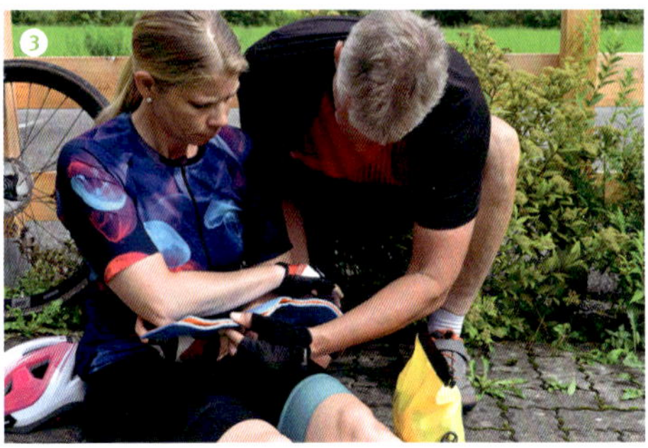

Passen Sie die Schiene zunächst grob an (Unterarm und Handgelenk).

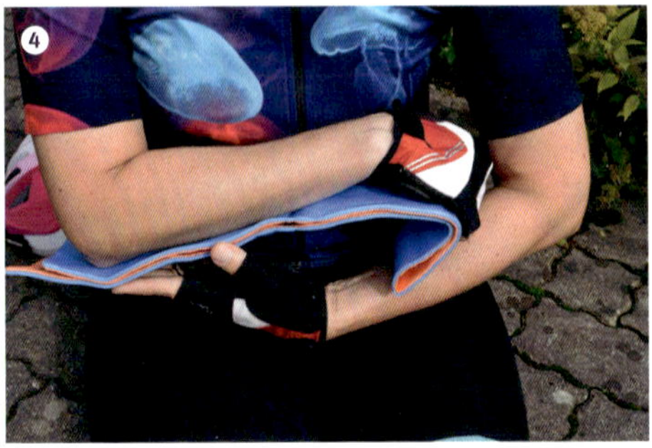

Nun wird die Schiene exakt angeglichen (speziell unterhalb des Handgelenks und des Handballens).

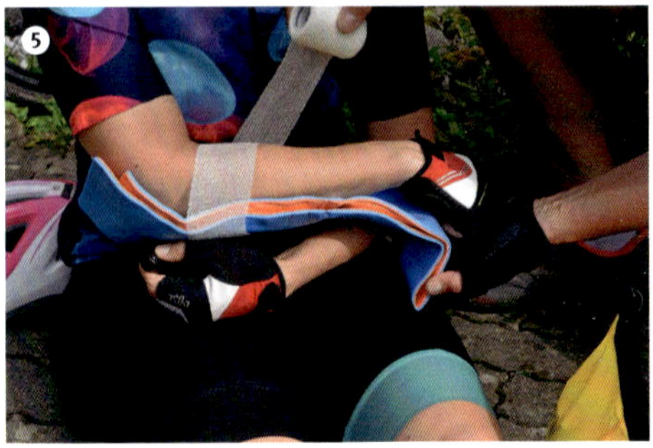

Umwickeln Sie die Schiene mit elastischem Verband (Unterarm und Handgelenk).

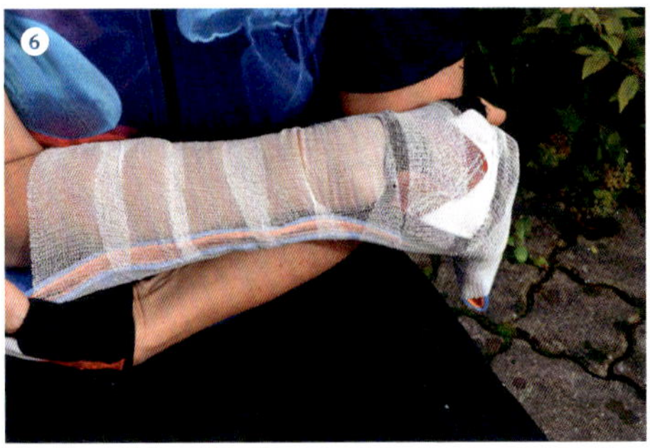

Ruhiggestellte Fraktur des Handgelenks oder Unterarms.

FRAKTUR DES OBERARMES

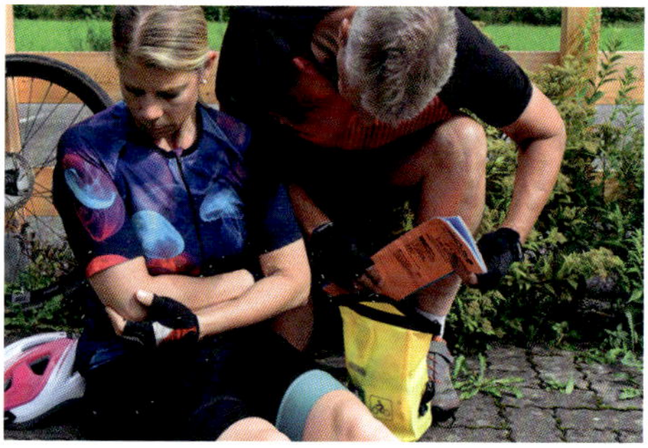

Ein Oberarm kann an verschiedenen Stellen brechen, am häufigsten ist der Schaftbereich des Oberarmes betroffen, jener Teil zwischen Ellenbogen und Oberarmkopf. Ein solcher Bruch führt zu Schmerzen, einer starken Bewegungseinschränkung und meist zum vollständigen Kraftverlust im gesamten Arm. Beispiel Fahrradunfall: alle Arten von Stürzen, wobei der Radfahrer versucht, die Wucht mit den Armen abzufedern.

Erkennen der Verletzung

- Der Verletzte hält meist den gebrochenen Arm mit der gesunden Hand selbst eng am Körper fest
- Starke Schmerzen im Oberarm
- Hohe Bewegungseinschränkungen
- Meist vollständiger Kraftverlust im gesamten Arm
- Zunehmende Schwellung
- Eventuell Fehlstellung

Achtung: Eine Blutung kann auf einen offenen Bruch hinweisen!

Erste-Hilfe-Maßnahmen vor Ort

- Belassen Sie den Oberarm in seiner aktuellen Position
- Lassen Sie den Verletzten mithelfen, indem er seinen Oberarm selbst festhält
- Fixieren Sie den Unter- und Oberarm mit Schienungsmaterial (Sam-Splint und/ oder Dreieckstücher)

Bitte beachten

- Verwenden Sie bei einer Blutung (offener Bruch) eine Wundauflage, bevor Sie den Arm in die Schlinge legen
- Der Verletzte sollte möglichst sitzen
- Liegt ein offener Bruch vor, dann müssen Sie zunächst die Blutung stillen; legen Sie die Schiene anschließend so an, dass diese nicht auf die Wunde drückt
- Alternativ können Sie den verletzten Arm auch nur mit einer aus einem Dreieckstuch angefertigten Schlinge fixieren (siehe Luxation der Schulter)

Tipp

Nach Anlegen der Schlinge sollte der Verletzte seinen Arm mit der gesunden Hand möglichst nahe an den Körper halten. Dadurch wird ein Herumschlackern des Armes verhindert.

Benötigte Erste-Hilfe-Ausrüstung

- Schienungsmaterial (Sam-Splint) und Dreieckstücher
- bei offenem Bruch zusätzlich 1 Wundauflage und 1 Fixierbinde (Peha-Haft)

Fraktur Oberarm

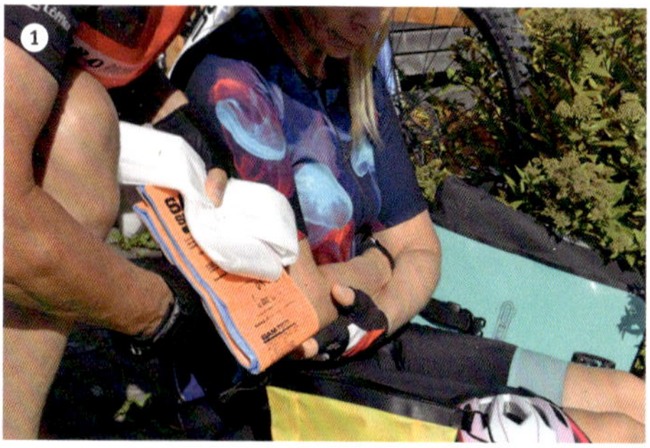

Verletzter hält gebrochenen Arm selbst fest. Sie bereiten das Schienungsmaterial vor.

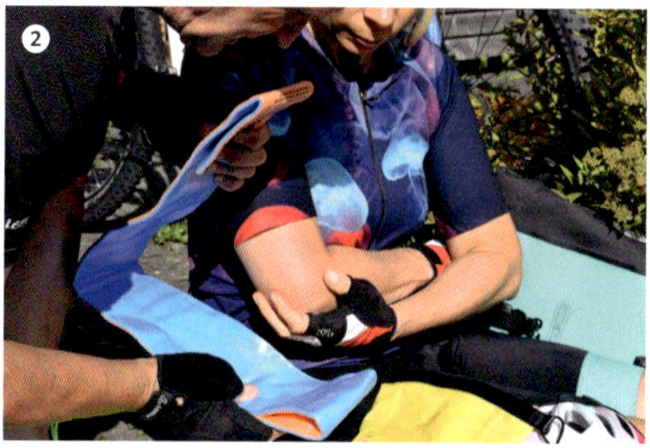

Legen Sie die Schiene zunächst grob an.

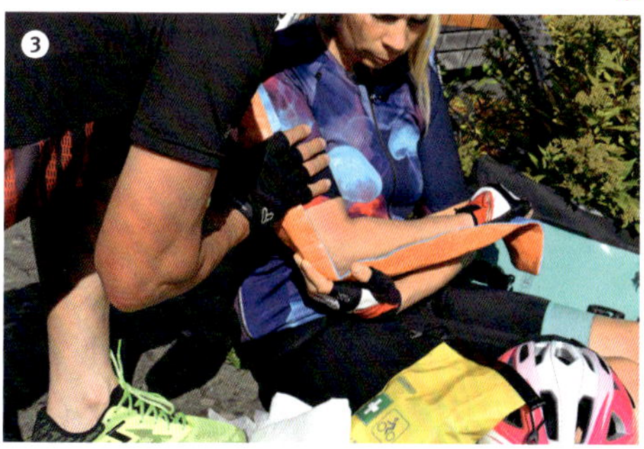

Passen Sie die Schiene dann möglichst akkurat an (Unterarm und Handgelenk).

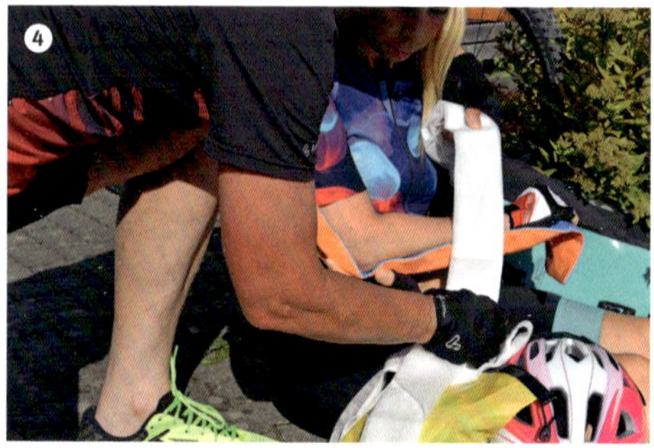

Umwickeln Sie die Schiene mit einem zusammengelegten Dreieckstuch (Unterarm).

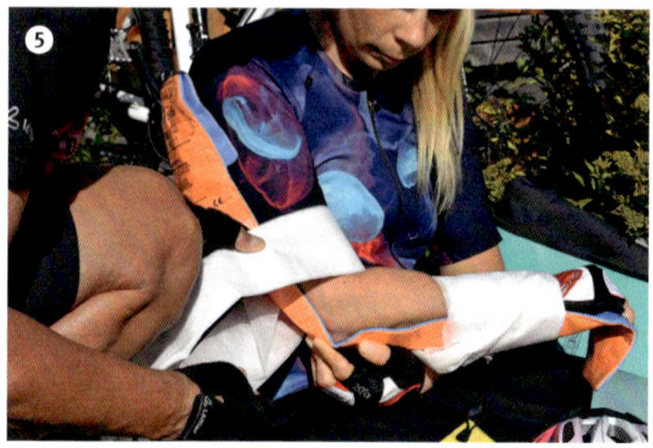

Umwickeln Sie nun die Schiene mit einem zweiten zusammengelegten Dreieckstuch (Oberarm).

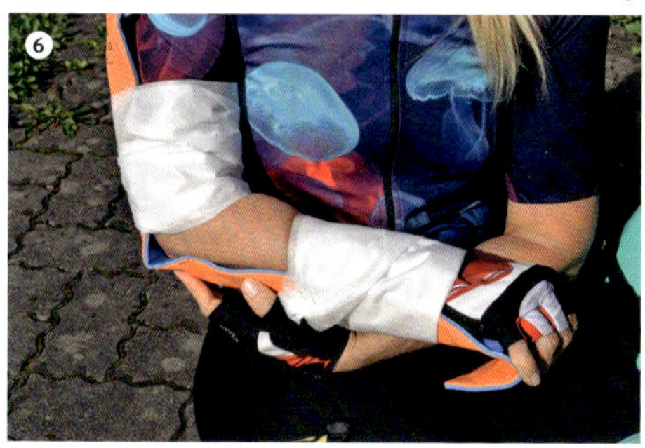

Ruhiggestellte Fraktur des Oberarmes (Oberarm und Unterarm).

LUXATION DER SCHULTER

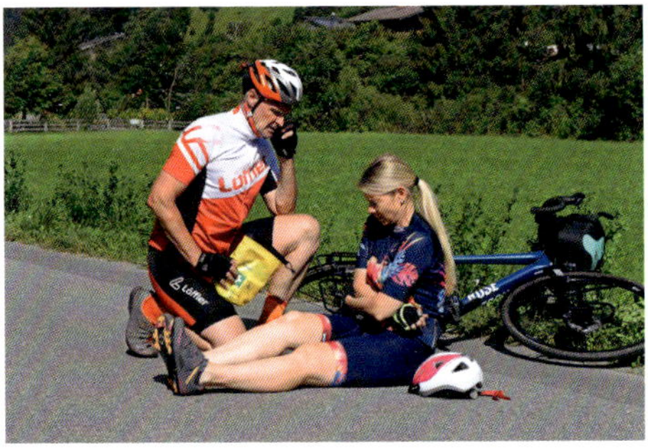

Bei einer Luxation der Schulter springt der kugelförmige Oberarmkopf aus der flachen Gelenkspfanne des Schulterblattes heraus (ausgekugelte Schulter). In dieser Stellung kann der betroffene Arm nicht mehr oder nur noch unter großen Schmerzen bewegt werden. Beispiel Fahrradunfall: Beim Sturz nach vorne oder auf die Seite wird versucht, sich mit den Armen am Boden abzustützen.

Erkennen der Verletzung

- besondere Armstellung (der Betroffene hält den verletzten Arm meist selbst mit seiner anderen Hand in einer abgewinkelten Position fest)
- starke Schmerzen im Schulterbereich
- Bewegungseinschränkung (der betroffene Arm kann nicht mehr oder nur unter starken Schmerzen bewegt werden)
- Taubheitsgefühl oder Kribbeln – meist in den Fingern (wenn auch Nerven oder Blutgefäße betroffen sind)

Erste-Hilfe-Maßnahmen vor Ort

- Belassen Sie den Arm in seiner aktuellen Position
- Lassen Sie den Verletzten mithelfen, indem er seinen Arm selbst festhält
- Fixieren Sie den Arm mittels zweier Dreieckstücher

Bitte beachten

- Der Verletzte sollte möglichst sitzen
- Sollte das Schlüsselbein gebrochen sein, können Sie die gleichen Maßnahmen anwenden

Benötigte Erste-Hilfe-Ausrüstung

- 2 Dreieckstücher oder 1 Dreieckstuch und 1 Fixierbinde

Tipp

Bitten Sie den Betroffenen, seinen Arm zu halten, und fixieren Sie den Arm genau in jener Position, in der ihn der Verletzte selbst hält.

Luxation Schulter

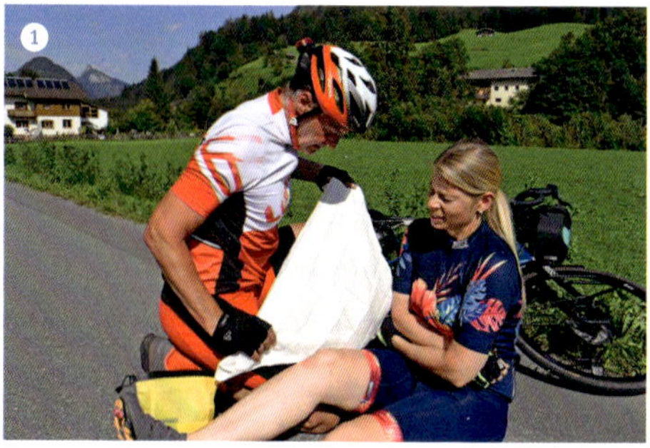

Verletzter hält Arm der betroffenen Schulter selbst fest. Bereiten Sie das erste Dreieckstuch vor (Spitze zeigt zum Ellenbogen).

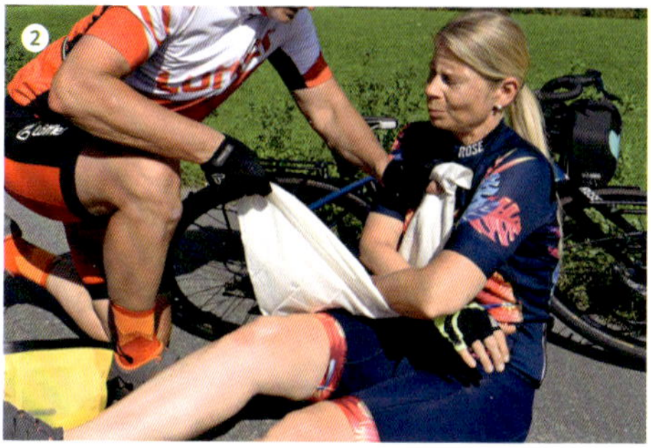

Fädeln Sie das Dreieckstuch unter dem Arm durch (in Richtung Nacken).

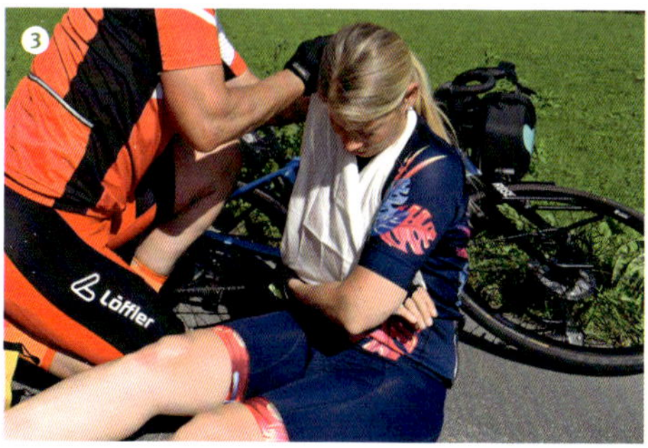

Binden Sie das Dreieckstuch im Nacken zusammen (somit sind Schulter und Arm entlastet).

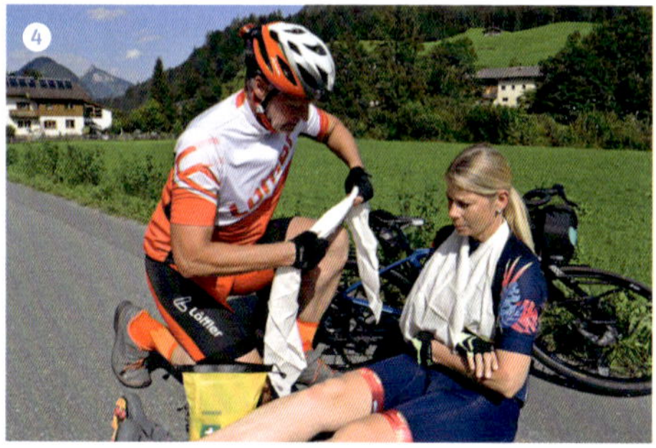

Falten Sie das zweite Dreieckstuch zusammen (wie auf dem Bild).

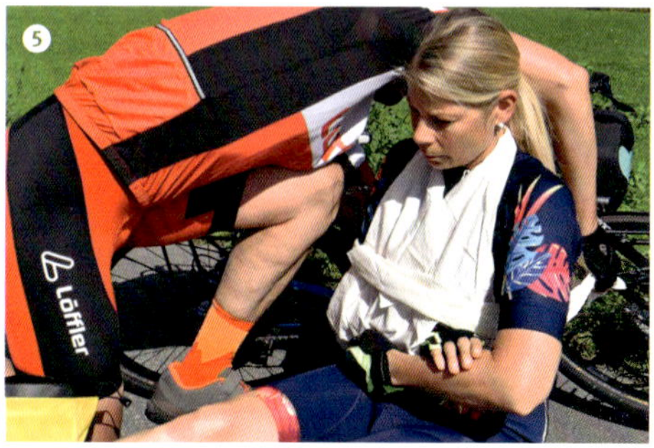

Legen Sie das Dreieckstuch um den Oberkörper, und binden Sie es am Rücken zusammen.

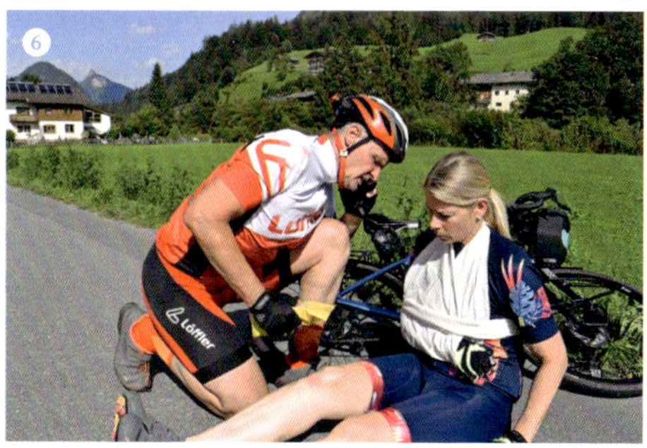

Ruhiggestellte ausgekugelte Schulter (Schulterluxation).

UNTERSCHENKELFRAKTUR

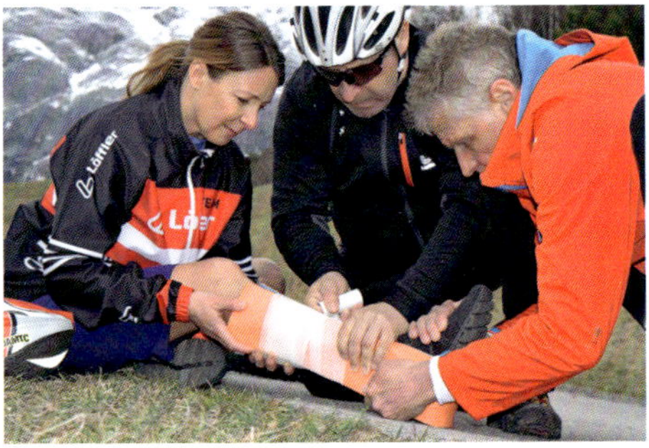

Der Unterschenkel besteht aus dem Schienbein und dem Wadenbein, und bei einer Fraktur kommt es am häufigsten zum Schienbeinbruch. Oft sind auch angrenzende Körperteile mit beteiligt, wie zum Beispiel das Sprunggelenk. In der Regel kann das Bein anschließend nicht mehr belastet werden. Häufig tritt zunehmend eine Schwellung auf, da es zu Einblutungen kommen kann. Beispiel Fahrradunfall: Zusammenstoß mit einem anderen Fahrzeug (Unterschenkel touchiert Stoßstange) oder einem anderweitigen Hindernis (Leitplanke).

Tipp

Liegt ein offener Bruch vor, dann müssen Sie zunächst die Blutung stillen. Legen Sie die Schiene anschließend so an, dass diese nicht auf die Wunde drückt.

Erkennen der Verletzung

- Der Verletzte *sitzt* oder *liegt* am Boden
- Schmerzen im Bereich der Fraktur
- Das Bein kann nicht mehr belastet werden (vollständiges Auftreten nicht möglich)
- Zunehmende Schwellung und Bluterguss
- Eventuell deutlich erkennbare Fehlstellung

Achtung: Eine Blutung an der betroffenen Stelle ist ein Hinweis auf einen offenen Bruch!

Erste-Hilfe-Maßnahmen vor Ort

- Lassen Sie den Verletzten sitzen oder liegen (so wie es für ihn am besten passt)
- Suchen Sie sich einen zweiten Helfer, sofern möglich
- Halten Sie den Fuß des verletzten Beines mittels »Stiefelgriff« vorsichtig fest
- Erklären Sie dem zweiten Helfer, wie er den Unterschenkel mit einem Schienungsmaterial (Sam-Splint und Peha-Haft) fixieren sollte
- Bei einer Blutung zunächst die Wunde mit Wundauflage und Verband stillen, bevor das Schienungsmaterial angelegt wird

Bitte beachten

- Wenn Sie eine deutliche Fehlstellung erkennen, führen Sie keine Schienung durch und belassen Sie das Bein in der Position (ausgenommen Blutstillung bei auftretender Blutung). Decken Sie das Bein mit einer Schutzfolie ab.

Benötigte Erste-Hilfe-Ausrüstung

- 1 Schienungsmaterial (Sam-Splint)
- 1 Fixierbinde (Peha-Haft)
- bei offenem Bruch zusätzlich Wundauflage sowie Wundverband und Rettungsdecke

Fraktur Unterschenkel

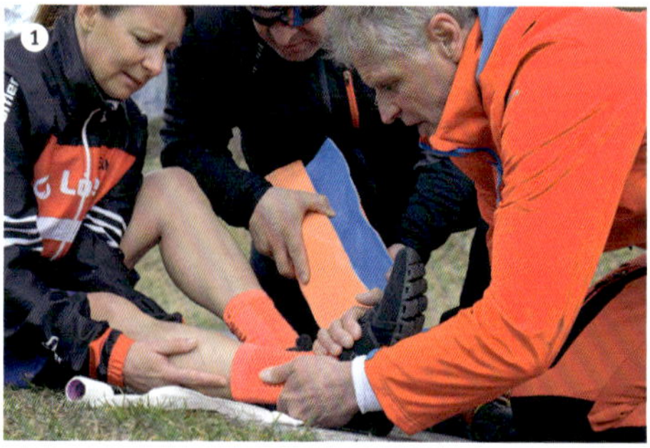

Der Verletzte sollte sich hinlegen oder hinsetzen. Bereiten Sie das Schienungsmaterial vor.

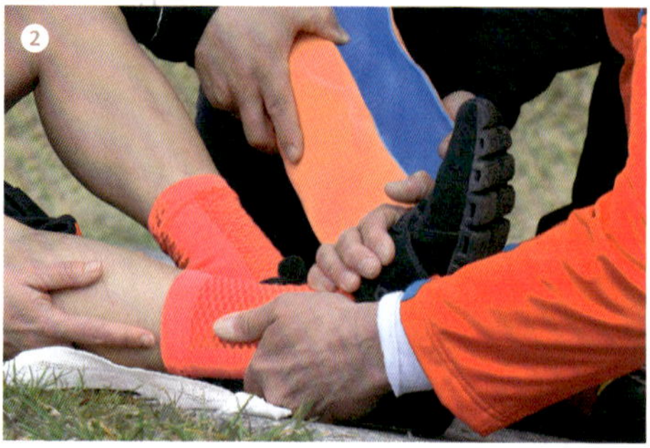

Helfer 1 hält das verletzte Bein am Fußgelenk fest und wendet den »Stiefelgriff« an (leichten Zug auf den Unterschenkel geben).

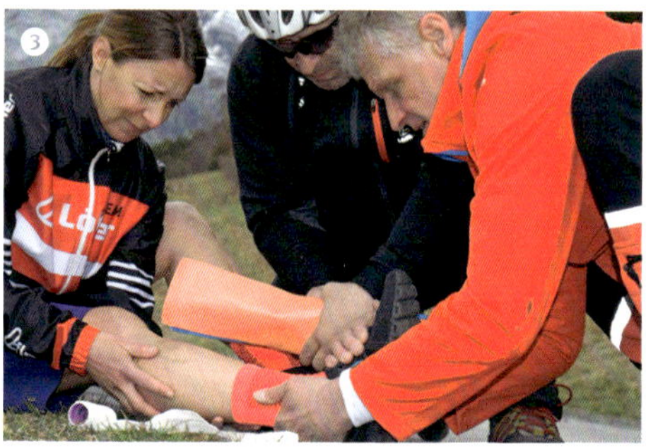

Helfer 2 passt die Schiene an (um das Sprunggelenk und Teilbereich des Unterschenkels).

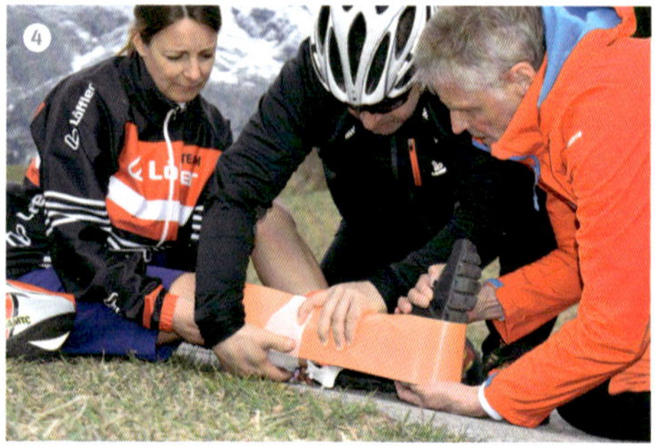

Nun wird die Schiene mit elastischem Verband umwickelt (auf gesamter Länge).

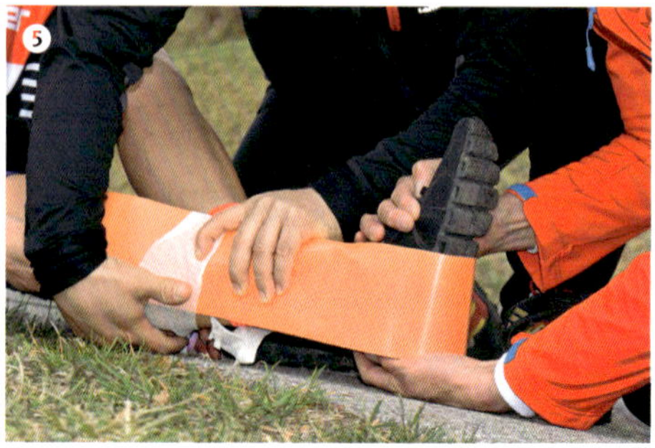

Während der Fixierung wird der Zug auf das Bein aufrechterhalten.

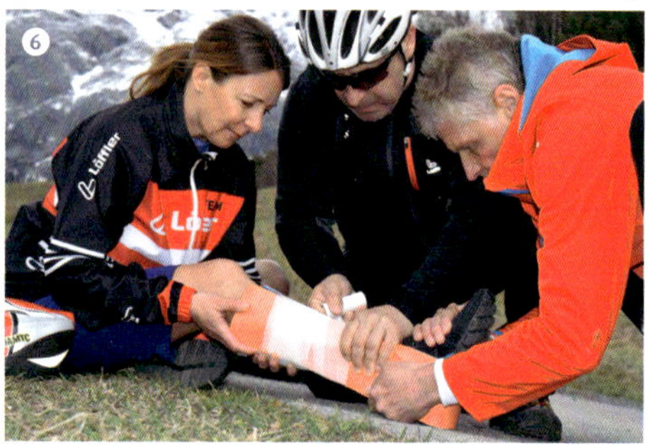

Ruhiggestellte Unterschenkelfraktur.

OBERSCHENKELFRAKTUR

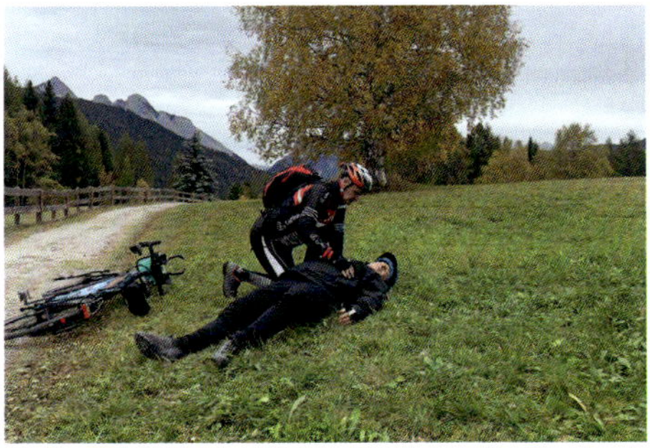

Der Oberschenkelknochen (Femur) ist der längste menschliche Knochen und besteht aus einem langen, stabilen Schaft und einem kurzen Hals, auf dem sich auch der Kopf für das Hüftgelenk befindet. Durch starke Krafteinwirkung kann der Oberschenkel an verschiedenen Stellen brechen, meist jedoch im Bereich seines Halses (Schenkelhalsfraktur). Nach einer Fraktur kommt es zu starken Schmerzen und zu einer deutlichen Fehlstellung des Beines. Das gesamte Bein kann nicht mehr belastet werden. Beispiel Fahrradunfall: alle Arten von Stürzen, wobei der Radfahrer seitlich auf den Boden prallt und die größte Krafteinwirkung im Bereich des Oberschenkels erfolgt.

Tipp

Für Sie als Ersthelfer ist es nicht relevant, ob es sich tatsächlich um einen Bruch des Oberschenkels oder doch um einen Bruch des Beckens handelt. Die Erste-Hilfe-Maßnahmen sind bei beiden Frakturen identisch.

Erkennen der Verletzung

- Der Verletzte *liegt* am Boden
- Deutlich erkennbare Schonhaltung (das Bein ist leicht abgewinkelt und meist nach außen gedreht)
- Starke Schmerzen im Bereich der Fraktur
- Das betroffene Bein kann nicht mehr belastet werden (ein Anheben des gestreckten Beines vom Boden ist nicht mehr möglich)
- Zunehmende Schwellung

Achtung: Bei einer Oberschenkelfraktur besteht das Risiko einer inneren Blutung (erkennbar durch eine deutlich zunehmende Schwellung)

Erste-Hilfe-Maßnahmen vor Ort

- Lassen Sie den Verletzten in der Position, die für ihn am angenehmsten ist (Schonhaltung)
- Unterstützen Sie die Position des Oberschenkels durch Unterlegen von Jacken, Rucksack und so weiter

Bitte beachten

- Versuchen Sie nicht, das verletzte Bein zu strecken oder zu drehen. Der Verletzte versucht selbst, es so zu positionieren, dass es möglichst wenig schmerzt.
- Bei einer Oberschenkelfraktur nimmt der Verletzte in der Regel eine Schonhaltung ein. Erst nach Schmerztherapie vor Ort durch den Notarzt ist eine Umlagerung für den Abtransport möglich!

Benötigte Erste-Hilfe-Ausrüstung

- Rucksack, Jacke, T-Shirt oder Ähnliches
- Rettungsdecke

Fraktur Oberschenkel

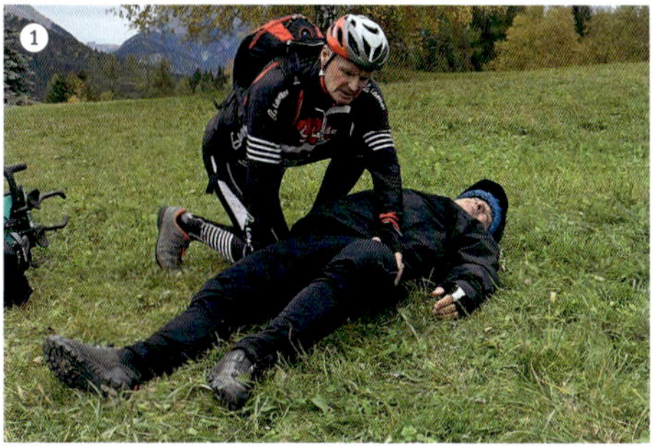

Belassen Sie den Verletzten in seiner Position (Schonhaltung).

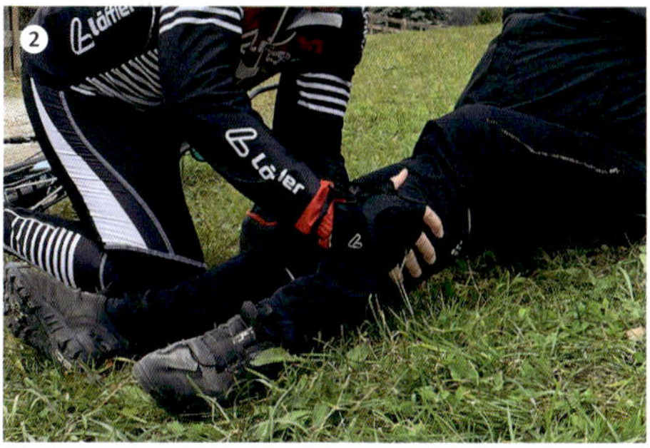

Vergewissern Sie sich, ob nur der Oberschenkel gebrochen ist, indem sie Unterschenkel und Becken abtasten.

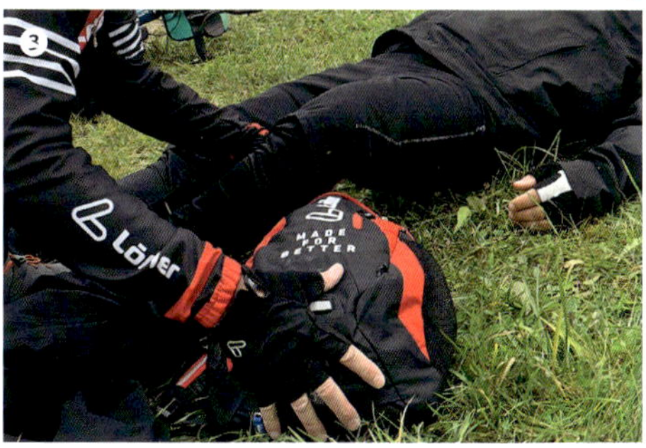

Unterstützen Sie die Lage des verletzten Beines durch eine provisorische Unterlage (Rucksack, Anorak usw.).

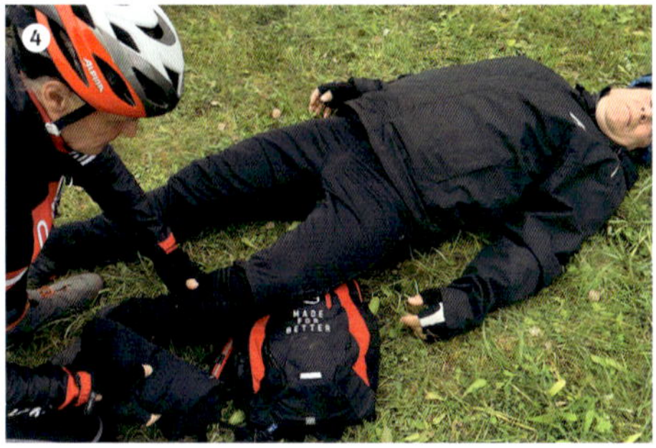

Richten Sie alles so, dass das Bein aufliegt und entlastet ist.

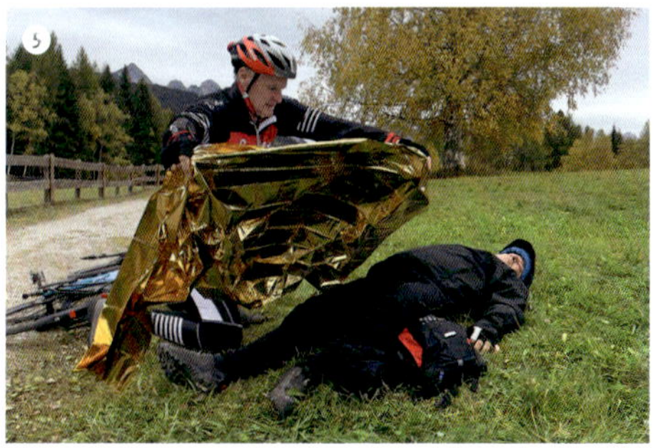

Bereiten Sie eine Rettungsdecke vor, um den Verletzten zuzudecken.

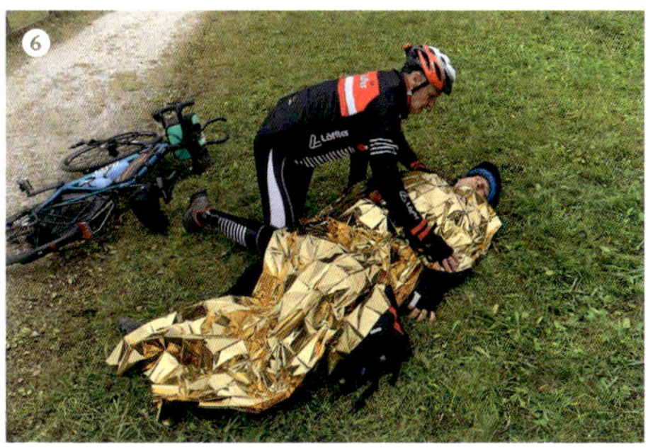

Verletzter bleibt ruhig liegen (beruhigen und weiter wärmen).

KOPFVERLETZUNGEN

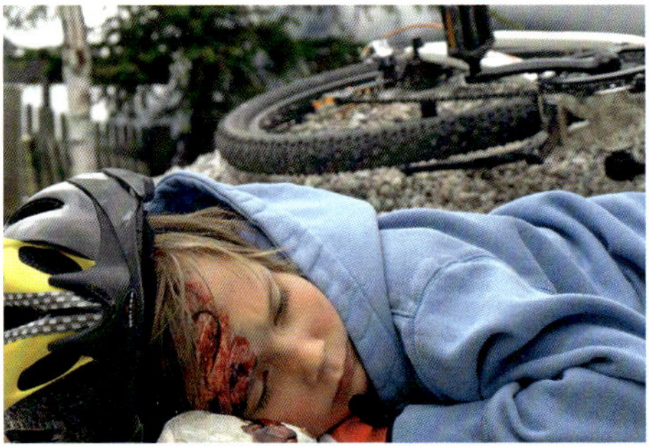

Die Kopfverletzung gehört zu den klassischen Verletzungen nach einem Radunfall. Ist nicht nur die knöcherne Schädelstruktur, sondern auch das Gehirn betroffen, handelt es sich um ein Schädel-Hirn-Trauma.

Es gibt unterschiedlichste Arten von Kopfverletzungen, von einer kleinen Wunde auf der Stirn über eine Gehirnerschütterung bis zum schweren Schädel-Hirn-Trauma mit Bewusstlosigkeit. Problematisch bei einer Kopfverletzung ist die Tatsache, dass der Ersthelfer nicht immer genau einschätzen kann, wie schwer die Beeinträchtigung ist: So kann es trotz fehlender äußerer Merkmale zu einer Blutung innerhalb des Schädels oder auch zum Anschwellen des Gehirns kommen. Dann besteht Lebensgefahr, obwohl es von außen nicht so schlimm aussieht. Vor allem nach schweren Stürzen, insbesondere bei fehlendem Kopfschutz, besteht die Gefahr, dass eine Schädelfraktur oder eine Gehirnblutung vorliegt. Solche schweren Schädelverletzungen entwickeln sich meist problematisch, bis hin zu Atembeschwerden und Bewusstlosigkeit.

Für den Laien gibt es einige Hinweise, wie man eine leichte von einer schweren Kopfverletzung unterscheiden kann.

Hinweise auf eine leichte Kopfverletzung

- **geringfügige Abschürfungen**
- **kleinere Wunden**
- **kleinere Hämatome (Schwellungen)**

Aber: keine weiteren Auffälligkeiten wie etwa Kopfschmerzen, Übelkeit oder Erbrechen

Hinweise auf eine schwere Kopfverletzung:

- erhebliche Wunden und deutlich erkennbare Hämatome
- Blut aus Nase, Ohren, Mund (Hinweis auf Schädel-Basis-Bruch) sowie (einzeln oder mehrfach auftretend):
  - starke Kopfschmerzen
  - Verwirrung (vor allem zeitlich)
  - Übelkeit und Erbrechen
  - besondere Unruhe
  - Schläfrigkeit
  - Atemprobleme, Krämpfe und Bewusstlosigkeit (Hinweis auf eine besonders schwere Kopfverletzung)

Bitte beachten

- Bei einer Kopfverletzung können die genannten Symptome zeitverzögert auftreten; vor allem wenn das Gehirn betroffen ist, entwickeln sich diese Symptome oft nur »schleichend«, also langsam.

Tipp

Wenn bei einem Radfahrer der Verdacht auf eine Kopfverletzung besteht, reden Sie besonders viel mit dem Betroffenen. Dabei können Sie schon einiges erkennen (wie antwortet oder reagiert er?). Behalten Sie den Verletzten während der Erstversorgung genau im Auge, und achten Sie in weiterer Folge auf Veränderungen seines Zustandes.

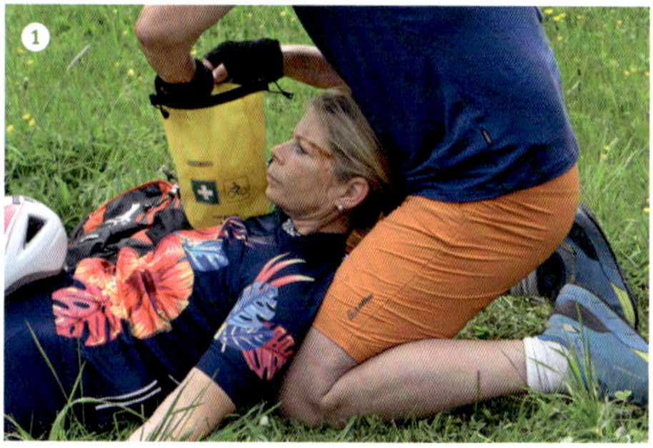

Kopfverletzungen bedürfen besonderer Beobachtung.

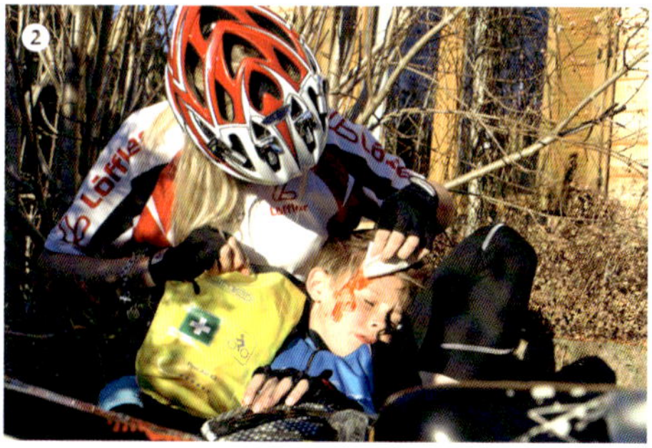

Wichtigste Maßnahme: Blutstillung.

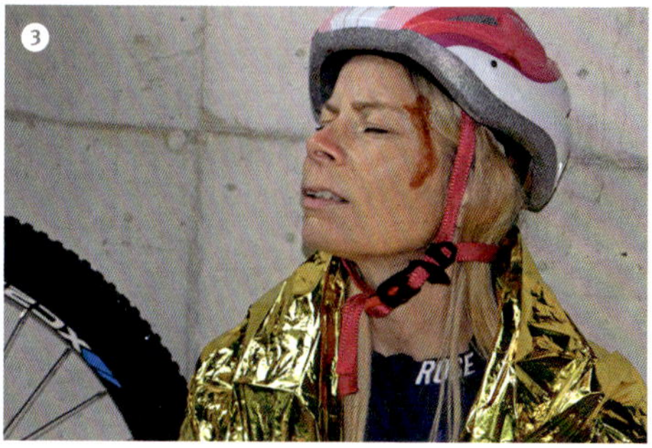

Verschlechtert sich der Zustand des Patienten, umgehend Rettungsdienst verständigen!

LEICHTE KOPFVERLETZUNG

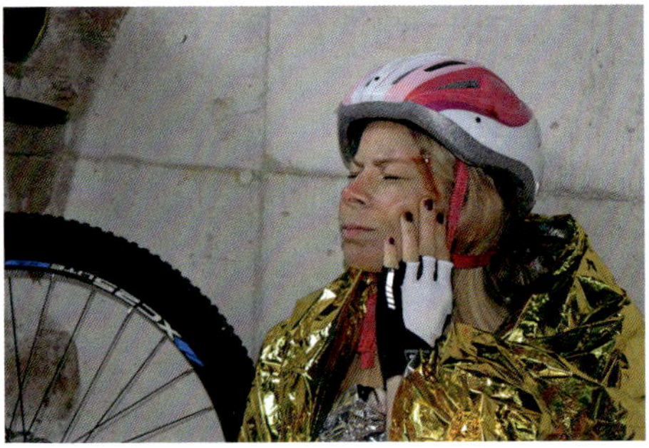

Eine Kopfverletzung entsteht durch eine äußere mechanische Einwirkung (Schlag, Stoß). Ist der Aufprall nicht allzu heftig, handelt es sich meistn um eine leichte Kopfverletzung. Beispiel Fahrradunfall: Der Radfahrer schlägt nur leicht mit dem Kopf auf, oder ein Fahrradhelm bewahrt ihn vor Schlimmerem.

Erkennen der Verletzung

- kleinere Abschürfungen, leicht blutende kleine Wunden sowie kleine Hämatome (Schwellungen)

Achtung: Es sind keine besonderen Auffälligkeiten erkennbar!

Erste-Hilfe-Maßnahmen vor Ort

- Der Verletzte sollte, wenn möglich, aufrecht sitzen
- Entfernen Sie groben Schmutz (mit Wundauflage, Taschentuch, sauberem Wasser)
- Wenn möglich, desinfizieren Sie die Wunde (Desinfektionsspray, Desinfektionstuch)
- Versorgen Sie die Wunde mit Wundpflaster oder Wundauflage sowie Wundverband (großflächigere Wunden)
- Weitere Beobachtung (kommt es zu einer Verschlechterung des Zustandes?)

Bitte beachten

- Nehmen Sie, wenn möglich, vorsichtig den Helm ab, und schauen Sie sich den gesamten Kopf an
- Veränderungen im Wesen des Verletzten können schleichend auftreten. Verständigen Sie bei Verschlechterung des Zustandes sofort den Rettungsdienst, falls noch nicht geschehen

Benötigte Erste-Hilfe-Ausrüstung

- Desinfektionsspray oder -tuch
- Pflaster oder 1 Wundauflage
- 1 Fixierbinde (Peha-Haft)

Tipp

Reden Sie während der Versorgung mit dem Verletzten, und beobachten Sie diesen laufend. So können Sie Veränderungen in seinem Verhalten recht gut erkennen.

Leichte Kopfverletzung

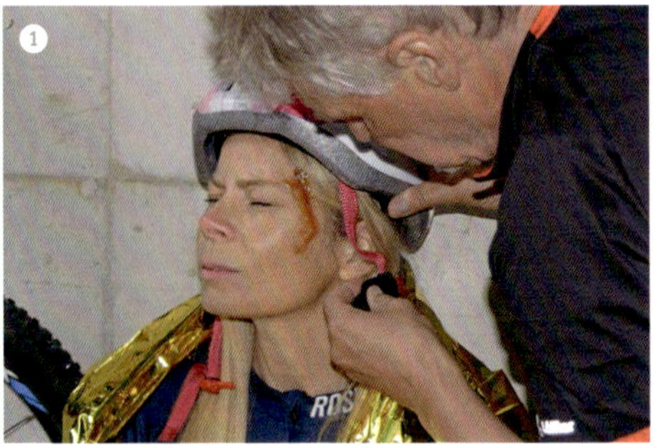

Entfernen Sie vorsichtig den Helm, damit Sie die Wunde genau in Augenschein nehmen können.

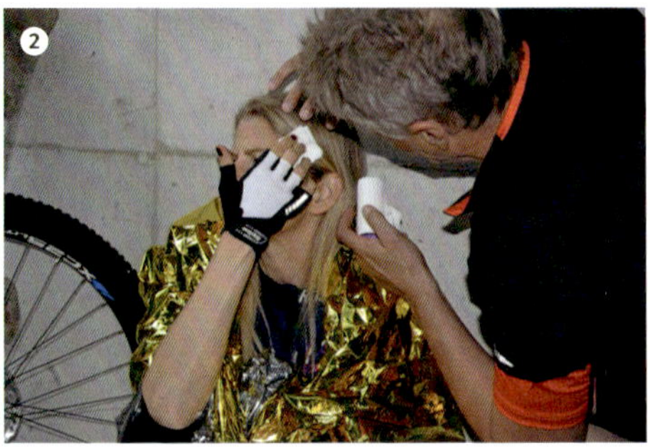

Bereiten Sie alles vor, um die Wunde zu stillen (Pflaster oder Wundauflage mit Wundverband).

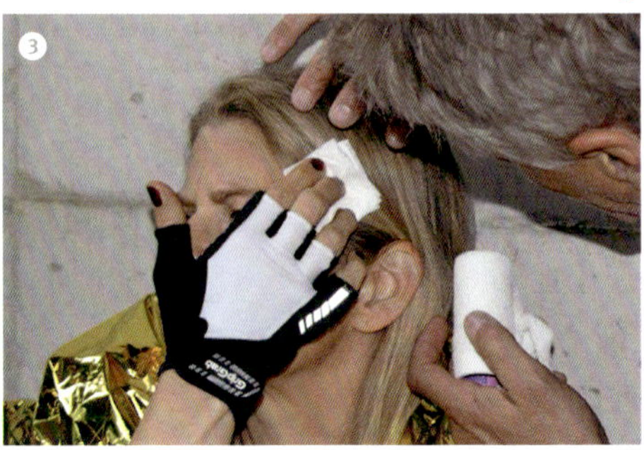

Drücken Sie eine Wundauflage auf die Wunde, wobei der Verletzte Sie unterstützen kann.

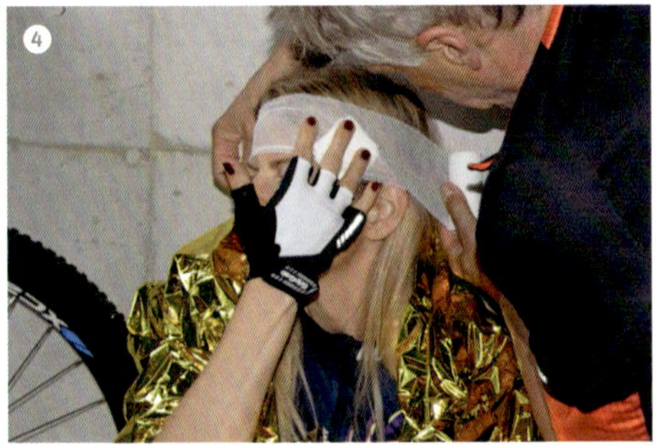

Fixieren Sie die Wundauflage mit einem elastischen Wundverband.

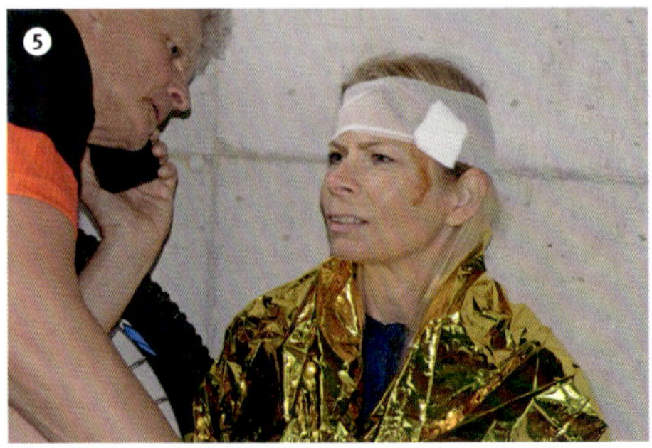

Beobachten Sie das Verhalten des Verletzten während der Versorgung.

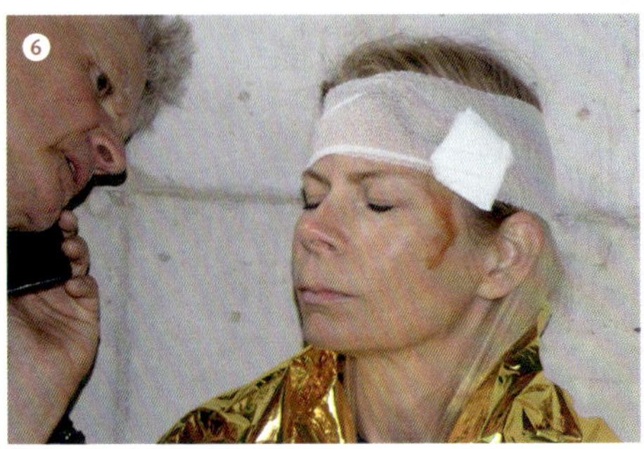

Versorgte leichte Kopfverletzung, Wichtig: weitere Beobachtung!

SCHWERE KOPFVERLETZUNG

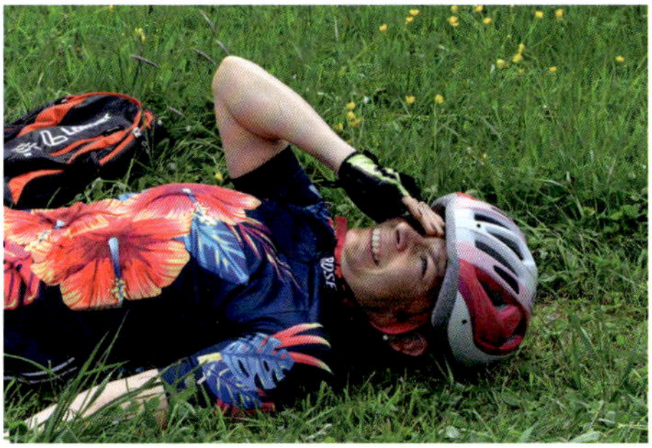

Eine Kopfverletzung entsteht durch eine äußere mechanische Einwirkung (Schlag, Stoß). Erfolgt diese Einwirkung mit großer Wucht oder wird dabei auch das Gehirn in Mitleidenschaft gezogen, können die Auswirkungen beträchtlich sein. Beispiel Fahrradunfall: Sturz mit dem Fahrrad bei geringer Geschwindigkeit ohne Fahrradhelm sowie bei hoher Geschwindigkeit oder Kollision mit einem anderen Fahrzeug.

Erkennen der Verletzung

- deutlich erkennbare Wunden oder Hämatome
- Blutungen aus Mund, Nase und/oder Ohren
- Kopfschmerzen, Übelkeit, Erbrechen
- Verwirrung (vor allem zeitlich)
- auffällige Unruhe, auffällige Schläfrigkeit
- Atemprobleme, Krämpfe
- Bewusstlosigkeit

Achtung: Wenn sich nach dem Sturz eines oder mehrere der angeführten Symptome zeigen (auch zeitverzögert), gehen Sie von einer schweren Kopfverletzung aus!

Erste-Hilfe-Maßnahmen vor Ort

- Sofern der Verletzte einen Helm trägt, nehmen Sie diesen vorsichtig ab und untersuchen Sie den Kopf von allen Seiten
- Versorgen Sie die Wunde mit Wundauflage und Wundverband.
- Lagern Sie den Verletzten in Rückenlage, wobei Sie den Kopf leicht erhöhen

Weitere Beobachtung: Kommt es zu einer Verschlechterung des Zustandes?

Wird der Verletzte bewusstlos: Drehen Sie diesen unverzüglich in die stabile Seitenlage!

Bitte beachten

- Verständigen Sie bei einer schweren Kopfverletzung so schnell wie möglich den Rettungsdienst! Wenn der Verletzte bewusstlos wird, drehen Sie ihn sofort in die stabile Seitenlage!

Tipp

Betreuen Sie den Verletzten besonders aufmerksam. Reden Sie ihm gut zu, und beobachten Sie sein Verhalten, so können Sie Veränderungen frühzeitig erkennen.

Benötigte Erste-Hilfe-Ausrüstung

- 1 Wundauflage
- 1 Fixierbinde (Peha-Haft)
- Rettungsdecke

Schwere Kopfverletzung

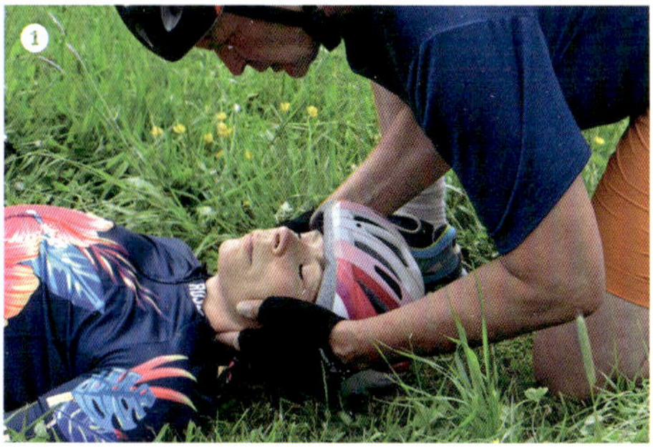

Entfernen Sie vorsichtig den Helm.

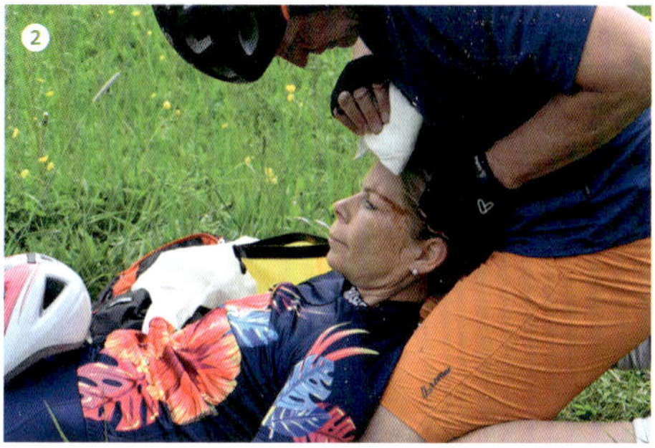

Erhöhen Sie den Kopf und den Nacken des Verletzten, anschließend wird die Blutung mittels Wundauflage gestillt.

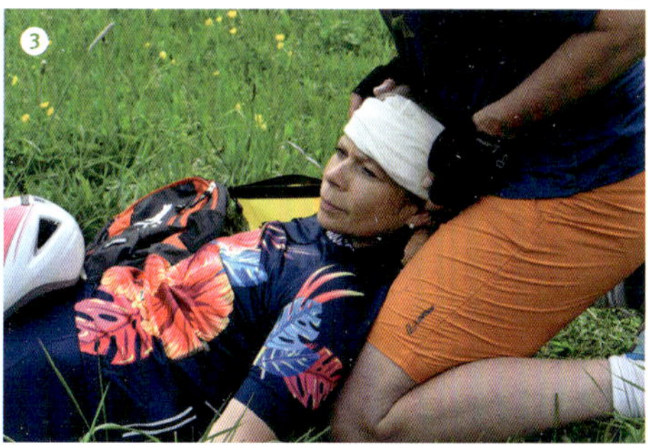

Erstellen Sie einen Kopfverband mit elastischer Binde oder Dreieckstuch.

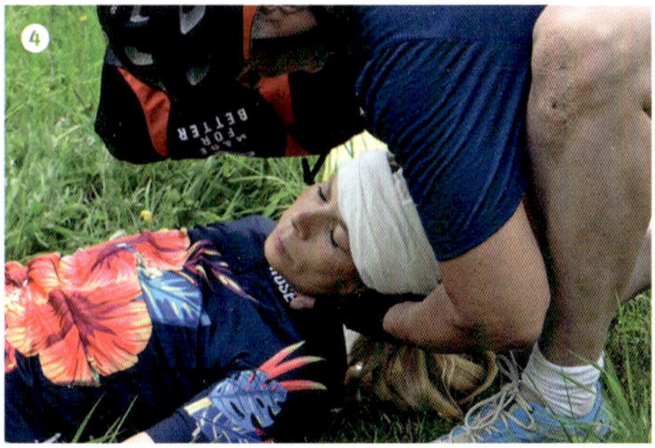

Lassen Sie den Verletzten nicht aus den Augen, achten Sie besonders auf Wesensveränderungen.

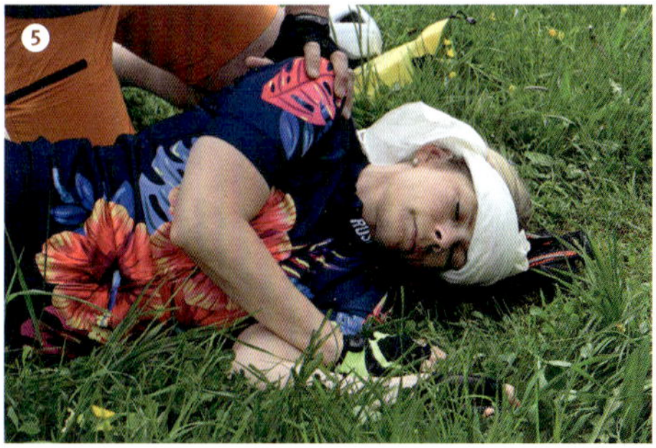

Wird der Verletzte bewusstlos, drehen Sie ihn in die stabile Seitenlage. Legen Sie eine Jacke unter den Kopf (leicht erhöhen).

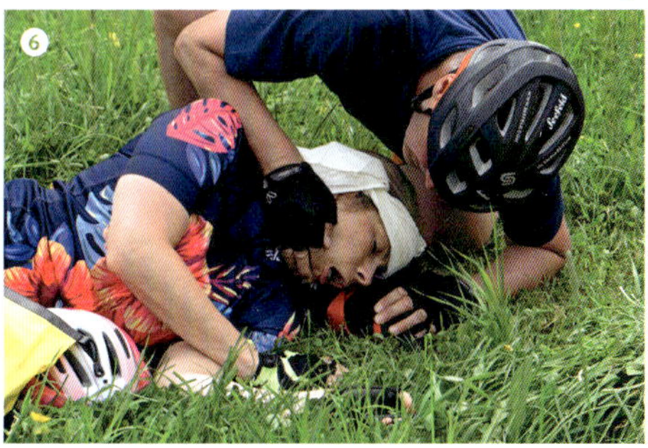

Versorgte schwere Kopfverletzung eines bewusstlosen Patienten.
Wichtig: Weitere Beobachtung!

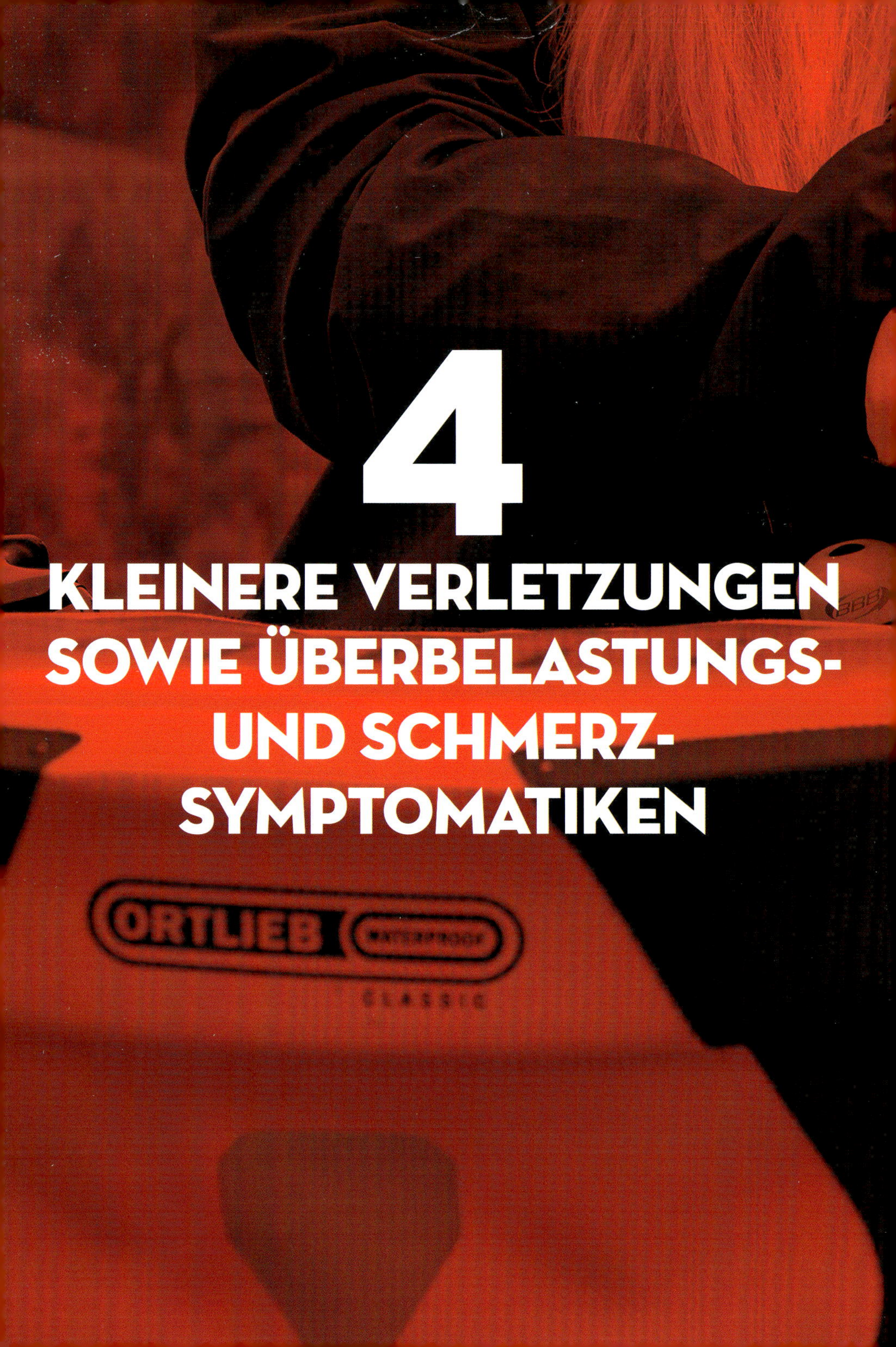

4
KLEINERE VERLETZUNGEN SOWIE ÜBERBELASTUNGS- UND SCHMERZ-SYMPTOMATIKEN

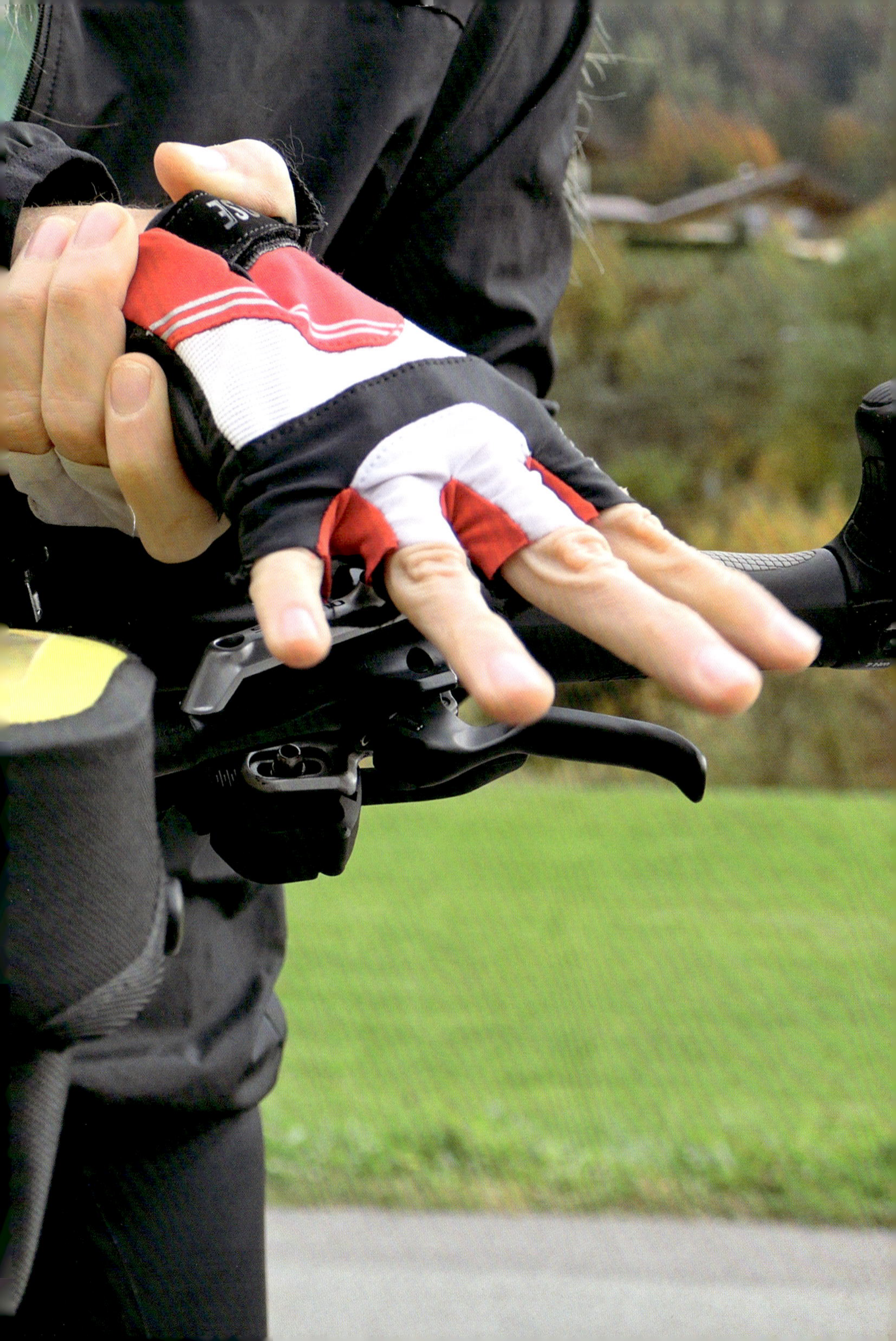

Oft sind die Folgen nach Radunfällen ganz harmlos, und die Verletzung ist nicht schwerwiegend. Kleinere Blessuren können gut selbst versorgt werden. Dazu bedarf es weder eines Rettungsdienstes noch einer weiteren ärztlichen Abklärung. Meist ist das Malheur mit wenigen Handgriffen entweder vor Ort schon erledigt, oder es sind zu Hause noch einige kleinere Maßnahmen notwendig.

Immer wieder kommt es beim Radfahren auch zu Überbelastungserscheinungen, entweder an diversen Körperpartien oder sogar dem gesamten Körper. Meist liegen die Gründe dafür an einer nicht sachgemäßen Nutzung des Fahrrads, oder der Radler hat sich schlicht zu viel zugemutet.

Die wichtigste Maßnahme gegen Überbelastungserscheinungen ist Vorbeugen. Das Fahrrad und alle notwendigen Einstellungen sollten auf den jeweiligen Fahrer gut abgestimmt sein, eine entsprechende Beratung im Fachhandel kann dabei helfen, dass lästige und schmerzhafte Nebenerscheinungen auf Radausflügen gar nicht erst auftreten.

Entwickeln sich dennoch Schmerzen beim Radfahren, kann man noch während der Fahrt reagieren und zumindest kleinere Unannehmlichkeiten ausgleichen.

Tipp

Achten Sie bei kleinen Verletzungen ruhig ein wenig auf Ihr Bauchgefühl. Sie können selbst am besten entscheiden, ob Sie die Schmerzen leicht aushalten oder Ihnen die Sache doch nicht ganz geheuer ist. Im Zweifel bitte den Rettungsdienst verständigen oder selbstständig einen Arzt aufsuchen.

PRELLUNG

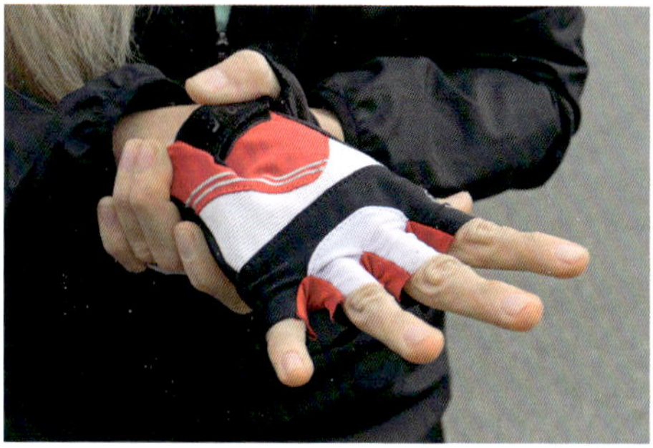

Erkennen der Verletzung

- meist äußerlich keine Verletzung erkennbar
- Schwellung, Bluterguss (»blauer Fleck«)
- Schmerzen

So helfen Sie sich selbst

- Kühlen Sie den betroffenen Körperteil mit Cool-Packs (in ein Handtuch gewickelt) oder einem in kaltes Wasser getauchten Tuch
- Körperteil hoch lagern

ZERRUNG

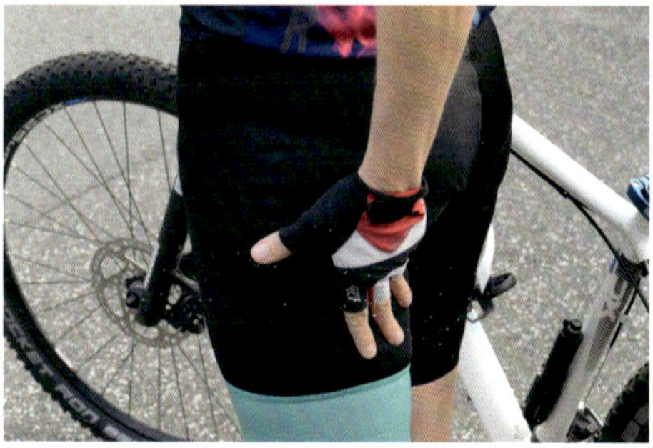

Erkennen der Verletzung

- keine äußere Verletzung erkennbar
- krampfartiger (ziehender) Schmerz, Verhärtungen
- Funktion des Muskels bleibt erhalten, ist aber deutlich eingeschränkt

So helfen Sie sich selbst

- Kühlen Sie den betroffenen Körperteil mit Cool-Packs (in ein Handtuch gewickelt) oder einem in kaltes Wasser getauchten Tuch
- Ruhigstellung, keine volle Belastung, bis sich Schmerzsymptomatik gelegt hat

FREMDKÖRPER IM AUGE

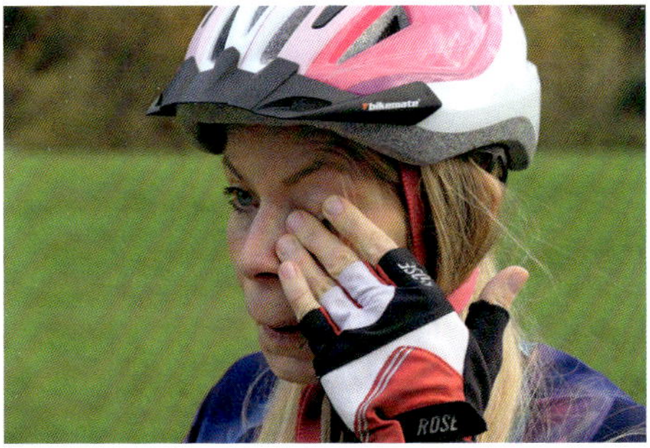

Erkennen der Verletzung

- Ein kleiner Fremdkörper kann sich auf die Linsen legen oder hinter die Augenlider gelangen. Die Folgen sind Blinzeln, Tränenfluss, eingeschränkte Sicht, Schmerzen

So helfen Sie sich selbst

- Reinigen Sie das Auge: Wischbewegung mit sauberem Taschentuch (unteres Lid in Richtung Nase)
- Halten Sie das Auge unter fließendes Wasser, das von der Nasenwurzel weg nach unten ablaufen soll

SONNENBRAND

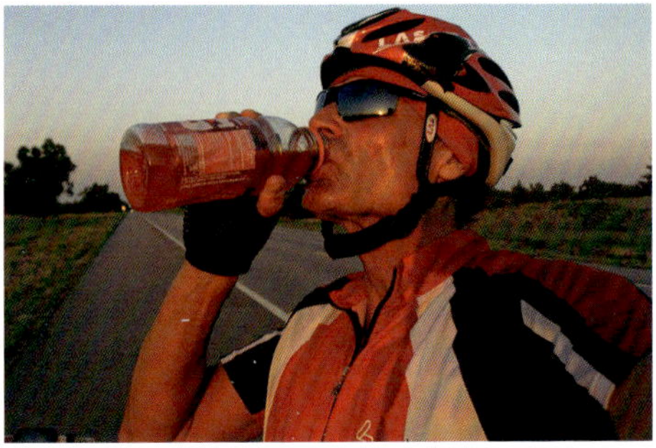

Erkennen der Verletzung

- Durch die überhöhte Dosis von UV-Strahlen wird die ungeschützte Haut geschädigt
- Entzündungen, Schmerzen und Rötung bis hin zur Blasenbildung

So helfen Sie sich selbst

- Verhindern Sie weitere Sonneneinstrahlung: Schatten aufsuchen oder Körperteil abdecken
- Kühlen Sie die betroffene Stelle mit einem in kaltes Wasser getauchten Tuch

SCHMERZEN IM HANDGELENK

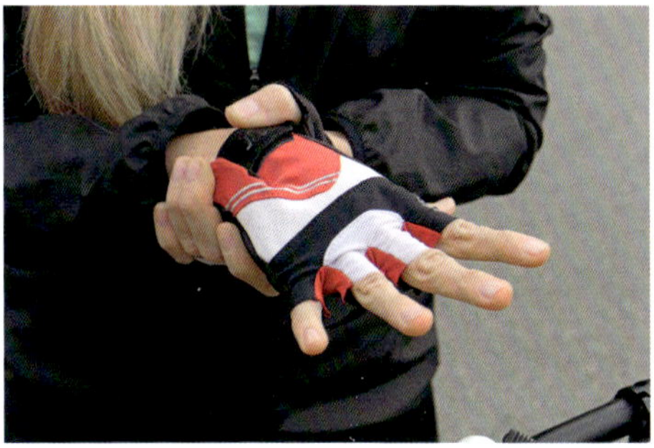

Erkennen der Verletzung

- Schmerzen in den Handgelenken, die in die Finger (Kribbeln) oder in den Unterarm ausstrahlen können

So helfen Sie sich selbst

- Griffpositionen beim Fahren wechseln, Hände ausschütteln, Fahrradhandschuhe verwenden
- zu Hause: Handgelenke kühlen

SCHULTER- UND NACKENSCHMERZEN

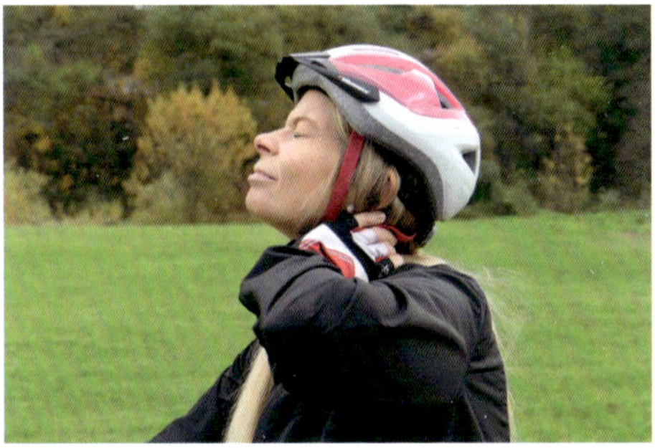

Erkennen der Verletzung

- Schmerzen im Nacken- und Schulterbereich, die in die Arme ausstrahlen können

So helfen Sie sich selbst

- Wählen Sie eine aufrechtere Sitzposition, sofern möglich (Lenker erhöhen)
- Während des Fahrens abwechselnd Rundrücken und Hohlrücken bilden
- zu Hause: gezieltes Stretching der Schulter- und Nackenmuskulatur

KNIESCHMERZEN

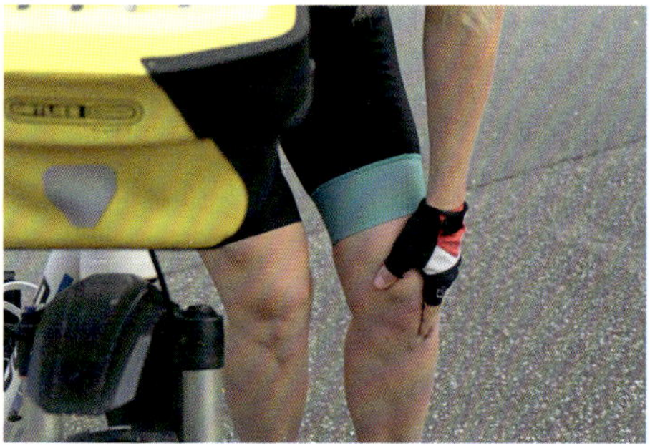

Erkennen der Verletzung

- → Schmerzen im Kniebereich, ggf. stärker werdend

So helfen Sie sich selbst

- → Sattel etwas höher stellen, sodass die Tretbewegung leichter fällt; als Faustformel gilt: Mit Ferse auf dem Pedal in 6-Uhr-Position sollte das Bein gestreckt sein
- → zu Hause: Knie kühlen

ACHILLESSEHNENSCHMERZEN

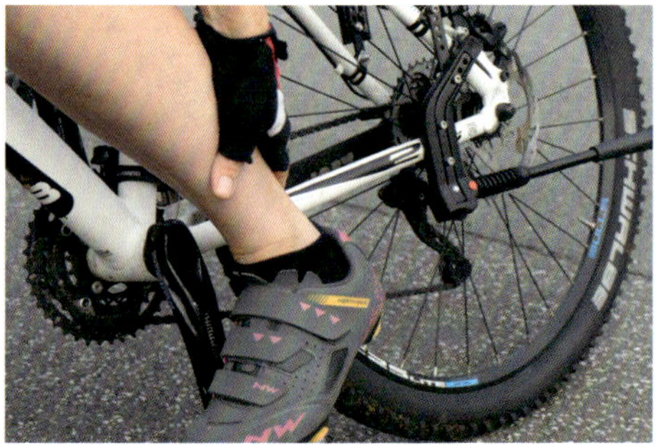

Erkennen der Verletzung

- → Schmerzen im Achillessehnenbereich, ggf. stärker werdend

So helfen Sie sich selbst

- → Sattel etwas tiefer stellen, sodass das Bein beim Treten nicht zu sehr gestreckt und die Achillessehne entlastet wird
- → zu Hause: Achillessehne kühlen, Stretching, ggf. exzentrisches Wadendehnen

WIRBELSÄULENSCHMERZEN

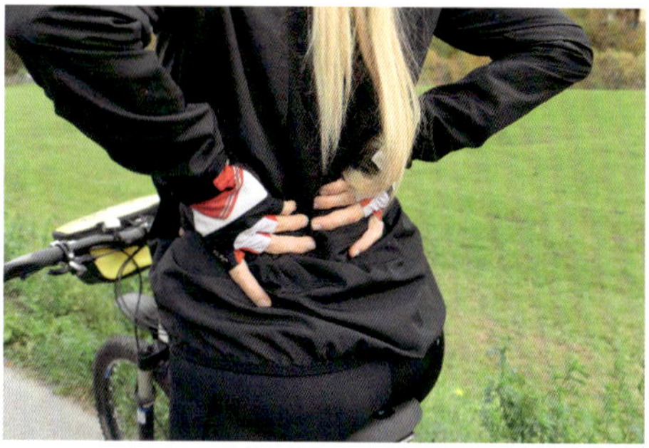

Erkennen der Verletzung

- Verkrampfungen und/oder Schmerzen (hauptsächlich im Lendenwirbelsäulenbereich)

So helfen Sie sich selbst

- Richten Sie bewusst den Oberkörper auf
- Bilden Sie während der Fahrt abwechselnd einen Rund- und einen Hohlrücken
- zu Hause: gezieltes Stretching der Wirbelsäulenmuskulatur

SITZBESCHWERDEN UND WUNDSTELLEN

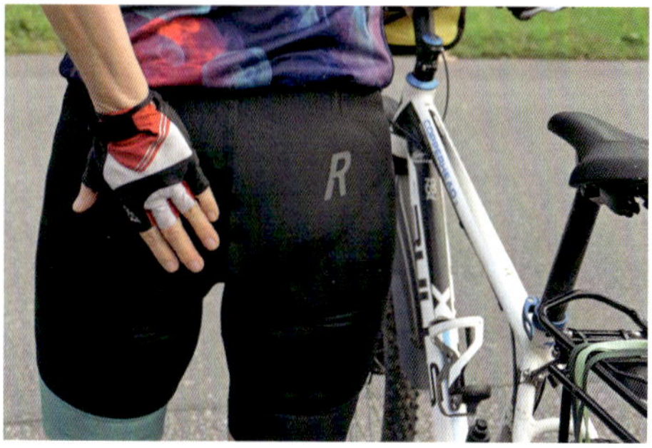

Erkennen der Verletzung

- Schmerzen im Dammbereich, Kribbeln, Taubheitsgefühl im Gesäß
- gereizte Haut am Gesäß und den Genitalien, Entzündungen, Schmerzen

So helfen Sie sich selbst

- Gehen Sie öfter aus dem Sattel, variieren Sie die Sitzposition
- Sofern unterwegs möglich, besorgen Sie sich Vaseline oder Ähnliches und bestreichen Sie das Sitzpolster/ die betreffende Stelle damit
- Sattelneigung verändern
- zu Hause: Tragen Sie eine entzündungshemmende Salbe auf

5 LEBENSRETTENDE ERSTMASSNAHMEN

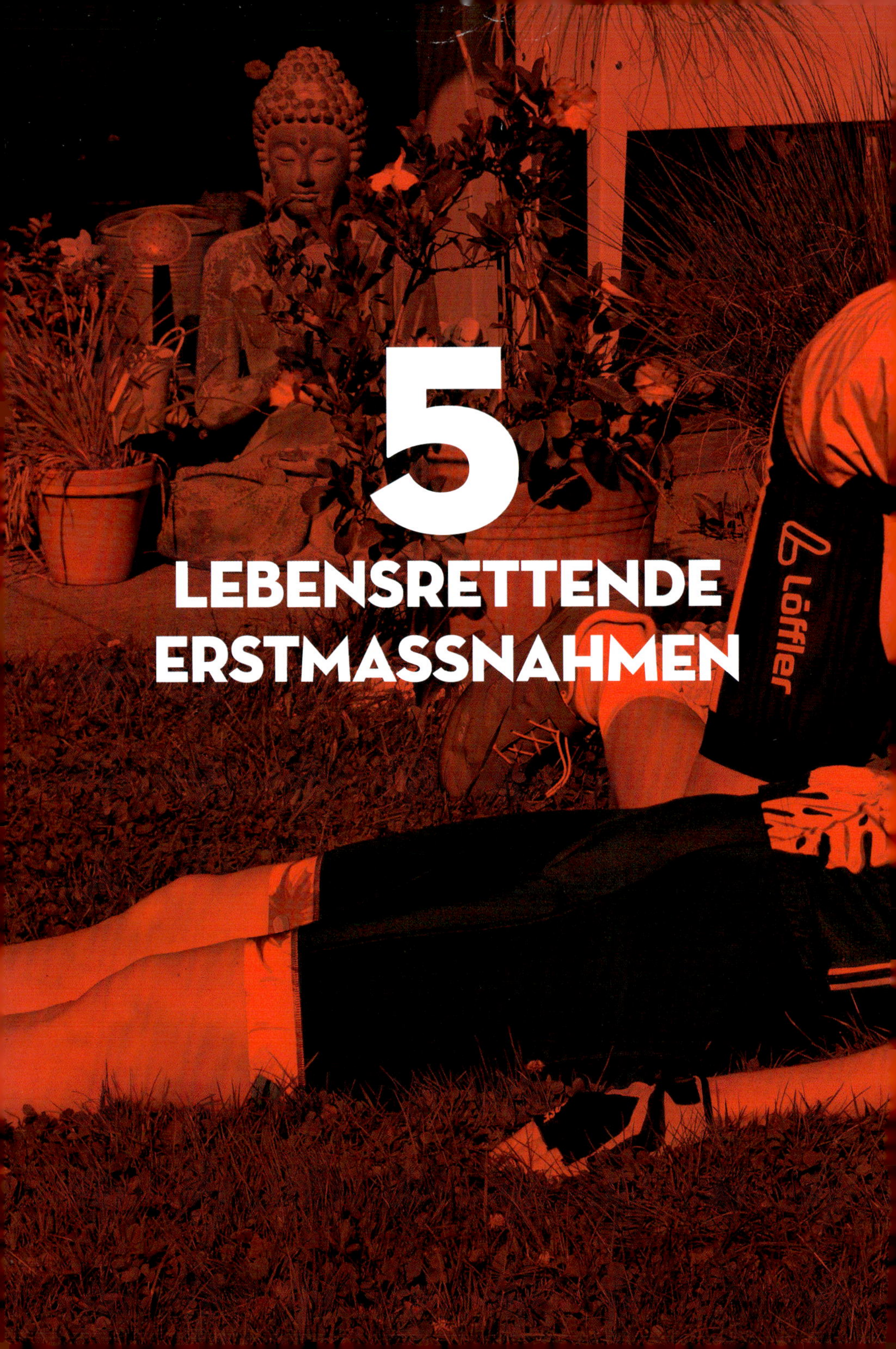

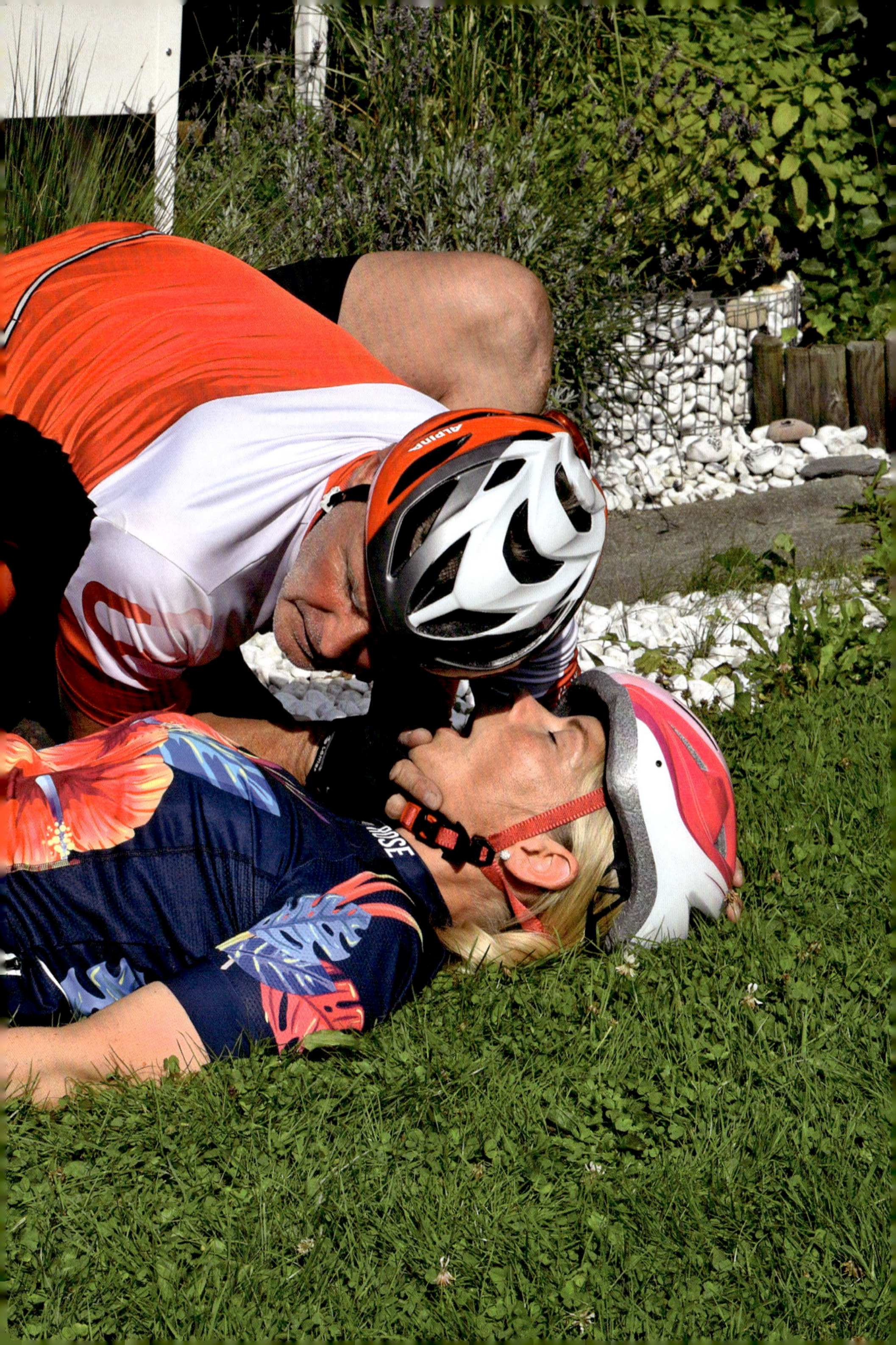
ALPINA

In diesem Kapitel werden zwei besonders wichtige Notfälle vorgestellt: der bewusstlose Radfahrer und der Radfahrer mit Verdacht auf einen Atem-Kreislaufstillstand.

Die stabile Seitenlage bei einem bewusstlosen Patienten und die Wiederbelebung bei einem Atem-Kreislaufstillstand gehören zu den wichtigsten lebensrettenden Erstmaßnahmen. In beiden Fällen benötigt der Patient so rasch wie möglich notärztliche Hilfe, aber bis die eintrifft, vergeht teilweise sehr viel Zeit. Während in Ballungszentren schon nach wenigen Minuten ein Rettungsdienst mit Notarzt zur Verfügung steht, kann es in ländlicher Umgebung schon mal bis zu 20 Minuten dauern. Die Zeit bis zum Eintreffen des Notarztes muss daher überbrückt werden. Die Bezeichnung »lebensrettende Erstmaßnahmen« ist hier wörtlich gemeint. Der Ersthelfer kann mit wenigen richtigen Handgriffen tatsächlich zum Lebensretter werden. Wenn er richtig handelt, steigen auch die Chancen für die später eintreffenden Rettungskräfte. Der Ersthelfer ist hier ein besonders wichtiges Glied der gesamten Rettungskette. Fehlt dieses Glied, sinken auch die Überlebenschancen.

Um festzustellen, ob jemand bewusstlos ist oder einen Atem-Kreislaufstillstand hat, benötigt es eine Art »Untersuchung« des Notfallpatienten, also einen Check. In der Fachsprache nennt man so etwas »Notfallcheck«. Der Ersthelfer schaut sich bei einem solchen Notfallcheck eigentlich nur an, was passiert ist und in welchem Zustand sich der Patient befindet.

Zum Notfallcheck sowie den anzuwendenden Maßnahmen bei einer bewusstlosen Person und einer Person mit Atem-Kreislaufstillstand gibt es Lehrmeinungen, die bei den Fortbildungen auch entsprechend vermittelt werden. Für den Laien sind die genauen Erklärungen der einzelnen Schritte aber oft zu kompliziert, oder sie werden schnell wieder vergessen. Das führt dazu, dass sich der Helfer unsicher fühlt und dann vielleicht gar nichts tut. Ich möchte Ihnen daher hier nur die unbedingt notwendigen Maßnahmen erklären, die in der Praxis leicht umzusetzen sind. Oft ist der Ersthelfer allein am Unfallort, und da ist die exakte Ausführung einiger Schritte nicht möglich. Die nachfolgenden Beschreibungen und die Darstellungen auf den Fotoreihen entsprechen nicht immer exakt der Lehrmeinung, sondern sind auf die Praxis abgestimmt.

Bei lebensrettenden Erstmaßnahmen gilt hauptsächlich das Credo: Mache einfach irgendetwas. Das ist noch immer besser, als nichts zu machen!

DER NOTFALLCHECK

Wenn Sie eine Person am Boden liegend vorfinden und nicht wissen, was geschehen ist, oder nicht erkennen, ob diese Person tatsächlich verletzt ist, sollten Sie einen Notfallcheck durchführen. Der Notfallcheck ist eine einfach durchzuführende Methode, um Bewusstsein und Atmung eines erkrankten oder verunfallten Menschen festzustellen. Dieser Check ist notwendig, um die weiteren Erste-Hilfe-Maßnahmen einzuleiten.

WARUM SOLLTEN SIE EINEN NOTFALLCHECK DURCHFÜHREN?

Um festzustellen:

- → Was ist geschehen, und liegt überhaupt ein Notfall vor?
- → In welchem Zustand befindet sich die Person?
- → Falls erforderlich: Welche Erste-Hilfe-Maßnahmen sollten Sie durchführen?

WIE IST DER NOTFALLCHECK DURCHZUFÜHREN?

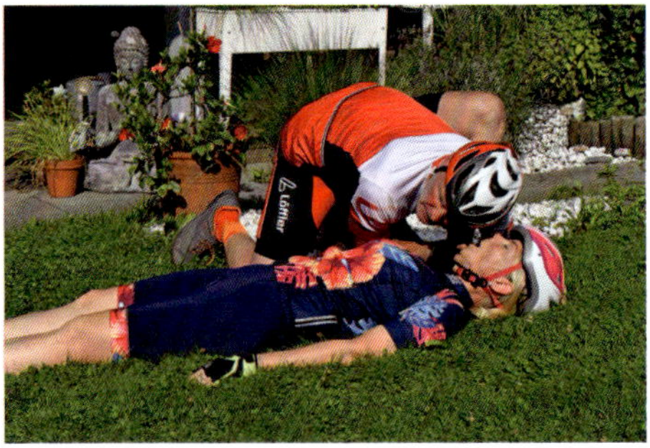

Die Durchführung des Notfallchecks ist sehr einfach; es sind drei Schritte, wobei der Folgeschritt nur dann erfolgt, wenn der vorherige ergebnislos verlaufen ist.

Schritt 1

Die Person ansprechen

Sprechen Sie die Person laut an. Dabei müssen Sie keinerlei besondere Regeln einhalten. Reden Sie einfach. Sie können zum Beispiel fragen: »Hallo, was ist passiert?«, oder: »Hallo, können Sie mich hören?«. Wenn die Person ansprechbar ist, wird sie reagieren. Entweder sie antwortet Ihnen, oder sie öffnet zumindest die Augen. Die Person reagiert also auf Sie – sie ist ansprechbar.

Schritt 2

Die Person berühren und einen leichten Schmerzreiz setzen

Wenn die Person auf Ihr Ansprechen nicht reagiert, dann berühren Sie sie. Auch hier gibt es keine festen Vorgaben, an welcher Stelle Sie jemanden berühren sollten; ideal ist der Schulterbereich. Berühren Sie den Patienten leicht, Sie können ihn kneifen oder leicht schütteln (bitte respektieren Sie die Intimsphäre!). Man versucht also, die Person dazu zu bringen, die Augen zu öffnen und zu antworten. Reagiert die Person trotz Ansprechen, Berührung und Kneifen nicht, ist sie nicht ansprechbar.

Schritt 3

Atmung überprüfen

Reagiert die Person weder auf Ansprache noch auf Berührung oder den Schmerzreiz, so muss die Atmung überprüft werden. Überstrecken Sie dazu leicht den Kopf der verletzten Person. Beugen Sie sich hinunter, und blicken Sie in Richtung Brustkorb. Ihr Ohr sollte nur wenige Zentimeter über dem Mund der Person sein. So können Sie die Atmung durch »Hören – Fühlen – Sehen« gut überprüfen. Stellen Sie eine normale Atmung fest, dann ist die Person bewusstlos; können Sie hingegen keine normale Atmung feststellen, liegt ein Atem-Kreislaufstillstand vor.

Bitte beachten

- **Die Schritte 1 (ansprechen) und 2 (berühren und leichten Schmerzreiz setzen) erfolgen meist gleichzeitig oder unmittelbar hintereinander**
- **Erwachsene, gesunde Menschen atmen etwa 12- bis 15-mal in der Minute, Kinder hingegen deutlich schneller und Babys bis zu 30-mal pro Minute. Die sogenannte Schnappatmung (ähnlich einem Fisch, den man aus dem Wasser nimmt) ist wie ein Atemstillstand zu bewerten**

Tipp

Eine suffiziente, also ausreichende Sauerstoffversorgung ist nur dann vorhanden, wenn die Person normal atmet.

Der Notfallcheck

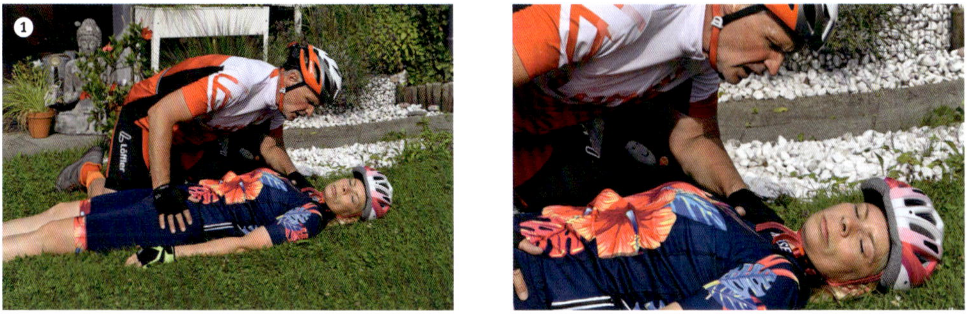

Sprechen Sie die Person laut an, indem Sie sich zur ihr hinunterbeugen.

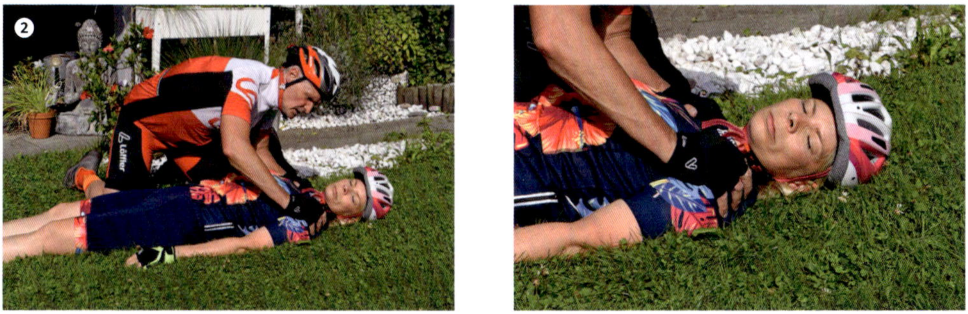

Berühren Sie die Person schon während des Ansprechens, und setzen Sie ggf. einen leichten Schmerzreiz, beispielsweise an den Schultern.

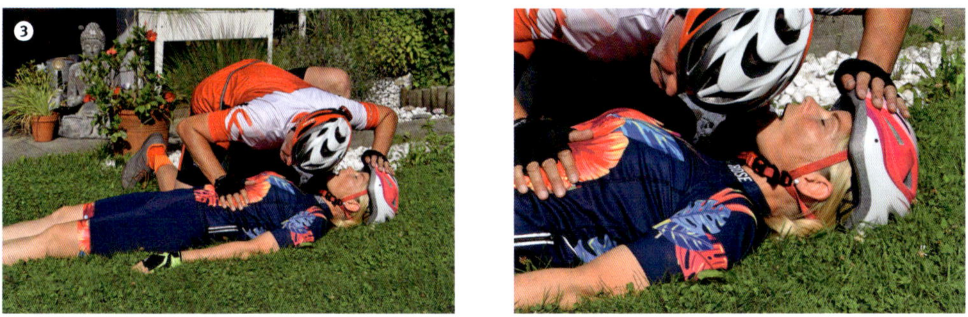

Wenn die Person nicht reagiert, also weder antwortet noch die Augen öffnet: Überprüfen Sie die Atmung.

DER BEWUSSTLOSE RADFAHRER

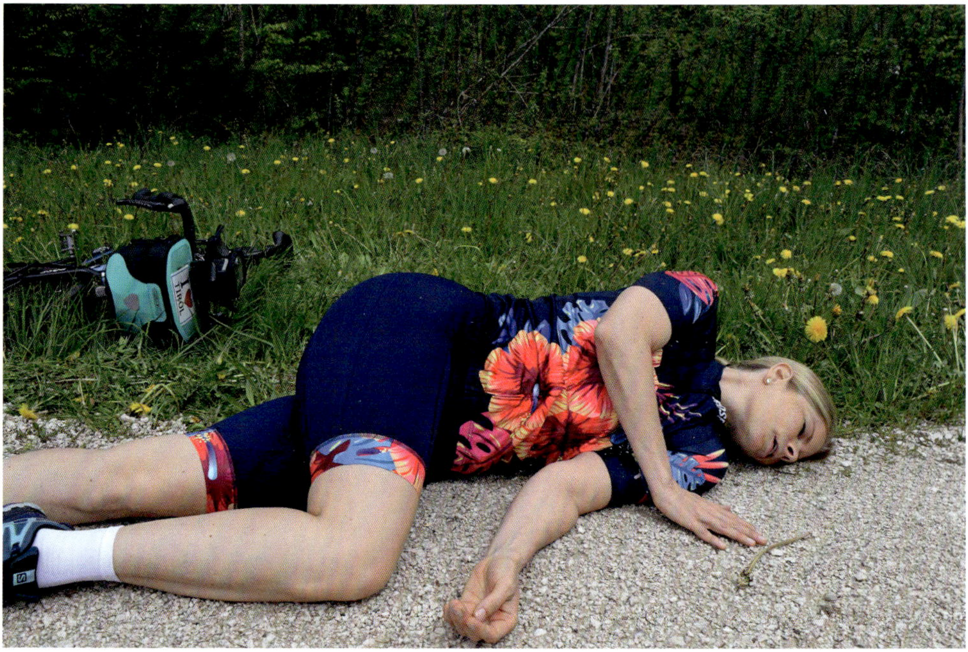

Eine Bewusstlosigkeit liegt dann vor, wenn der Patient weder auf Ansprechen noch auf Berührungen oder Schmerzreize reagiert, aber eine normale Atmung vorhanden ist. Dieser Mensch lebt also noch, ist aber nicht mehr in der Lage, die Umwelt bewusst wahrzunehmen oder mit dieser zu kommunizieren.

Die Ursachen, warum jemand bewusstlos wird, können vielschichtig sein. Meist sind es medizinische oder neurologische Notfälle wie eine Vergiftung, etwa Drogenmissbrauch, Unterzuckerung oder Schlaganfall. Aber auch eine Kopfverletzung (Schädel-Hirn-Trauma) kann zu einer Bewusstlosigkeit führen, beispielsweise nach einem Fahrradsturz auf den Kopf, vor allem dann, wenn der Kopf durch das Fehlen eines Helmes ungeschützt ist.

Ein Mensch, der bewusstlos ist, befindet sich in einer lebensbedrohlichen Situation. Er ist den äußeren Einflüssen schutzlos ausgeliefert und nicht mehr in der Lage, situationsgerecht zu reagieren. Die natürlichen Schutzreflexe des Körpers, wie etwa der Husten- oder Schluckreflex, funktionieren nicht mehr. Dadurch besteht die Gefahr, dass Blut oder Erbrochenes in die Luftröhre gelangen können. Bei einer bewusstlosen Person, die auf dem Rücken liegt, kann die zurückfallende Zunge die oberen Atemwege verschließen. Dann besteht akute Erstickungsgefahr.

Da sich jede bewusstlose Person in einer lebensbedrohlichen Situation befindet, können rasche Erste-Hilfe-Maßnahmen lebensrettend sein. Der wichtigste Schritt ist hier die stabile Seitenlage.

Bei der stabilen Seitenlage wird der Bewusstlose vorsichtig auf die Seite gedreht. Anschließend sollte der Kopf leicht überstreckt werden, das Gesicht schaut in Richtung Boden. Dadurch wird einerseits das Zurückfallen der Zunge verhindert, andererseits gelangen Blut oder Erbrochenes nicht so leicht in den Rachenbereich und damit in die Luftröhre.

Jede Bewusstlosigkeit ist ein akuter Notfall, und das Durchführen der stabilen Seitenlage gehört zu den lebensrettenden Erstmaßnahmen!

So führen Sie die stabile Seitenlage bei einem bewusstlosen Radfahrer durch:

Voraussetzung

- Der Radfahrer reagiert nicht auf Ihre Ansprache und auch nicht auf Berührung oder Schmerzreiz.
- Er atmet normal (keine Schnappatmung)

Erste-Hilfe-Maßnahmen vor Ort

- Greifen Sie mit einer Hand unter die Kniekehle des Notfallpatienten, und winkeln Sie das Bein an
- Fassen Sie mit der anderen Hand an die Schulter
- Drehen Sie den Patienten vorsichtig auf die Seite
- Lassen Sie das Bein angewinkelt
- Überstrecken Sie den Kopf leicht
- Öffnen Sie den Mund des Notfallpatienten, und drehen Sie das Gesicht Richtung Boden
- Beobachten Sie den Patienten und überprüfen Sie immer wieder die Atmung

Bitte beachten

- Stellen Sie fest, dass die Person nicht mehr normal atmet, drehen Sie den Patienten auf den Rücken, und beginnen Sie sofort mit Wiederbelebungsmaßnahmen!

Tipp

Überlegen Sie nicht zu lange, wie genau Sie den Bewusstlosen anfassen sollten, um ihn auf die Seite zu drehen. Achten Sie darauf, dass Sie den gesamten Körper des Patienten gleichzeitig drehen, dann können Sie nichts falsch machen.

Wichtig

Nach erfolgter Seitenlage muss der Ersthelfer beim Bewusstlosen bleiben und diesen ständig beobachten. In regelmäßigen Abständen sollte die Atmung kontrolliert werden. Hört der Notfallpatient plötzlich auf zu atmen, muss sofort mit der Reanimation begonnen werden.

Situation: keine Reaktion seitens des Verletzten bei normaler Atmung
Stabile Seitenlage

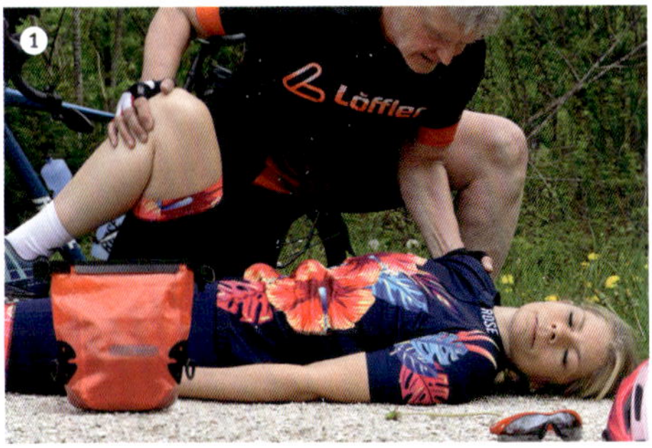

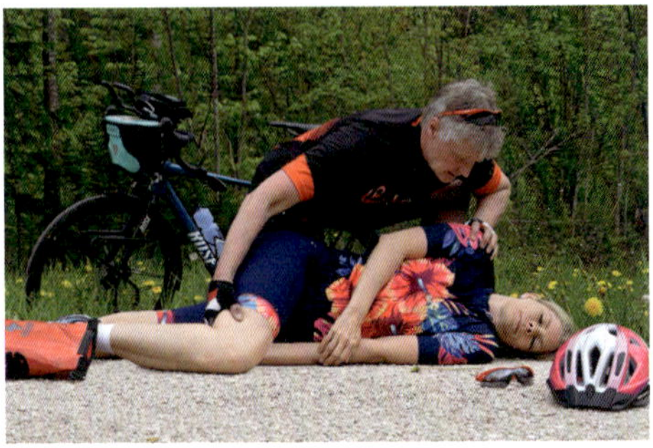

Drehen Sie die bewusstlose Person vorsichtig auf die Seite, wobei Sie darauf achten, dass der gesamte Körper gleichzeitig bewegt wird.

↓

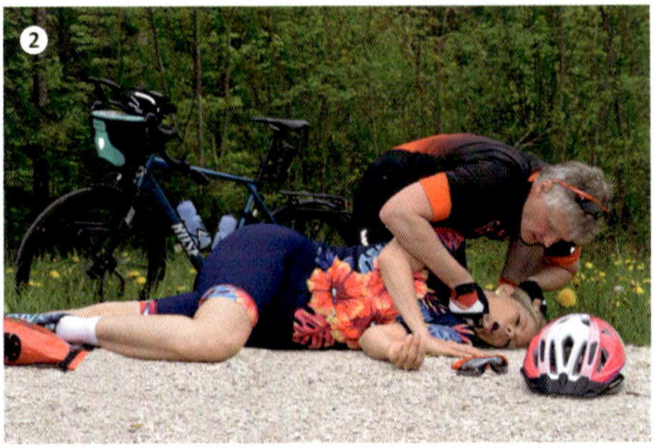

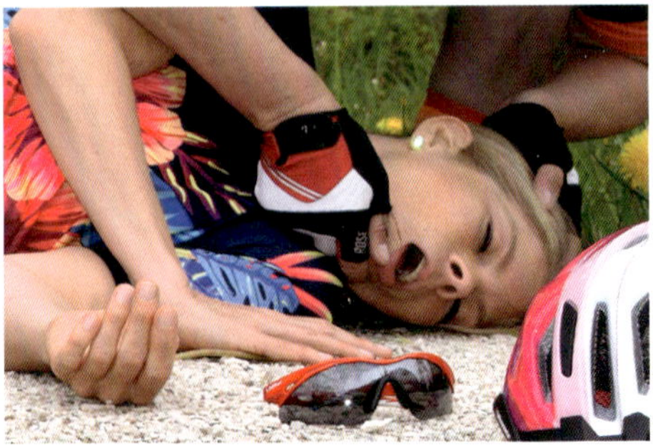

Überstrecken Sie den Kopf der bewusstlosen Person. Achten Sie darauf, dass das Gesicht Richtung Boden gedreht und der Mund geöffnet ist.

↓

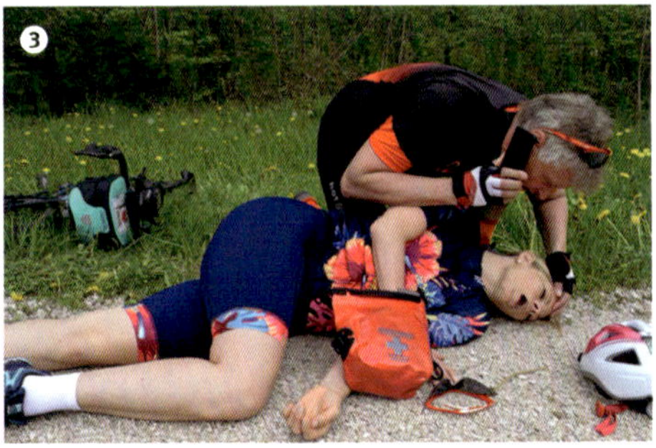

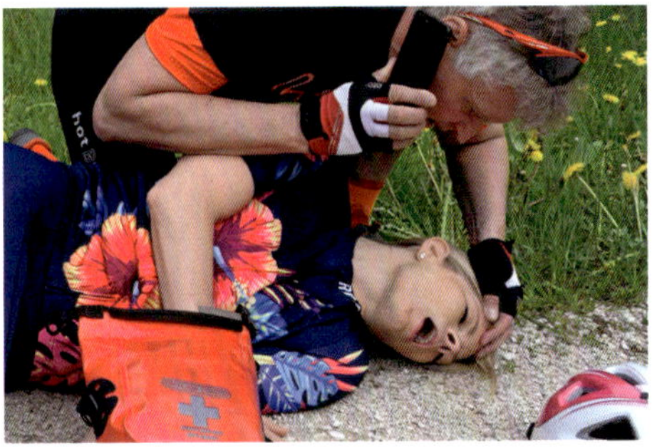

Bleiben Sie bei der bewusstlosen Person. Überprüfen Sie immer wieder die Atmung.

DER RADFAHRER MIT EINEM ATEM-KREISLAUFSTILLSTAND

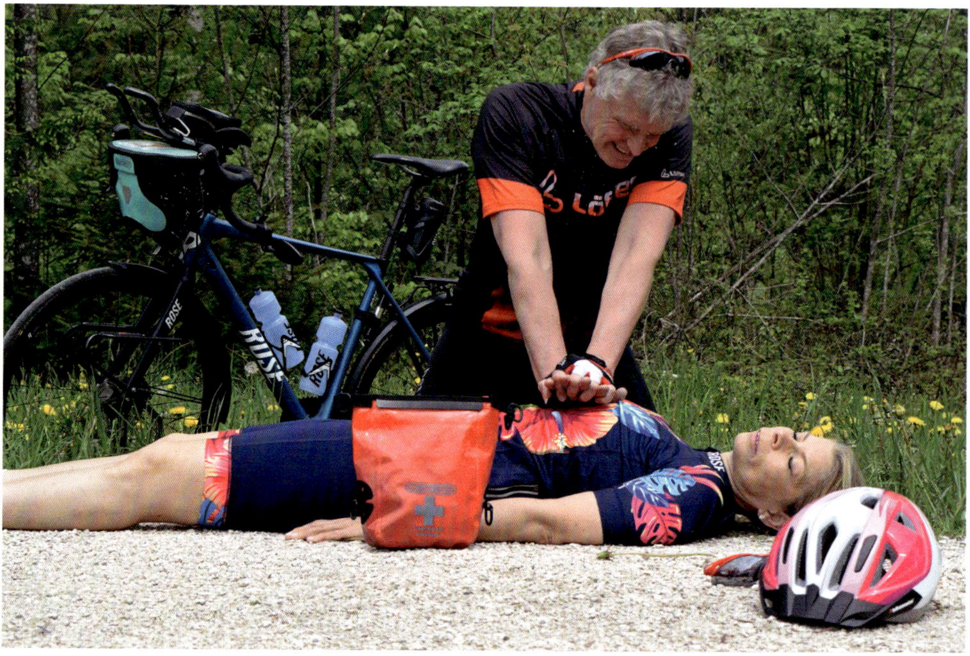

Bei einem Kreislaufstillstand kommt es zum Ausfall der Pumpfunktion des Herzens. Wenn das Herz nicht mehr pumpt, ist der Blutfluss im Körper unterbrochen, und daher werden die Organe, allen voran das Gehirn, nicht mehr mit Sauerstoff versorgt.

Es gibt viele verschiedene Ursachen für einen Atem-Kreislaufstillstand. Diese können vom Herzen selbst ausgehen (Infarktgeschehen, Herzrhythmusstörungen), die Folge schwerer Atemprobleme (ertrinken, ersticken) oder anderer Notfälle sein. Die Ursachen sind für den Ersthelfer jedoch nicht relevant, und nur selten, manchmal aber doch, betrifft dieser Notfall auch einen Radfahrer. Immer wieder einmal kommt es vor, dass jemand während des Radfahrens mit einem Atem-Kreislaufstillstand zusammenbricht.

Ein Mensch mit einem Atem-Kreislaufstillstand befindet sich in akuter Lebensgefahr. Die Sauerstoffversorgung des Gehirns und anderer Organe leidet, die Zellen sterben ab, das Ganze geht rasend schnell vor sich. Bei einem erwachsenen, gesunden Menschen kann man davon ausgehen, dass das Gehirn spätestens nach drei Minuten ohne ausreichende Sauerstoffzufuhr bleibende Schäden erleidet oder der Mensch verstirbt. Damit auch ohne Pumpfunktion des Herzens noch genügend Sauerstoff zum Gehirn transportiert wird, muss jemand die Aufgaben des Herzens von außen übernehmen. Das passiert mit einer Herzdruckmassage. Der Ersthelfer führt eine Wiederbelebung, in der Fachsprache auch Reanimation genannt, durch.

Bei der Wiederbelebung wechseln sich Herzdruckmassage und Beatmung ab. Durch das Beatmen gelangt Sauerstoff in die Lunge des Notfallpatienten, durch die Herzdruckmassage wird das mit Sauerstoff angereicherte Blut im Körper weiter transportiert. Bei richtig durchgeführten Wiederbelebungsmaßnahmen kann das Gehirn zumindest mit einem Teil des lebensnotwendigen Sauerstoffs versorgt und so die Zeit bis zum Eintreffen des Rettungsdienstes und des Notarztes überbrückt werden.

Jeder Atem-Kreislaufstillstand, egal aus welchen Gründen er vorliegt, ist ein schwerer lebensbedrohlicher Notfall. Das Durchführen der Wiederbelebung gehört zu den lebensrettenden Erstmaßnahmen!

Bitte beachten

- → **Wenn Sie sich das Beatmen nicht zutrauen, führen Sie ohne Unterbrechung eine Herzdruckmassage durch.**
- → **Wenn ein weiterer Helfer vor Ort ist, wechseln Sie sich mit diesem alle 2 bis 3 Minuten ab**

So führen Sie die Wiederbelebung bei einem Radfahrer mit Atem-Kreislaufstillstand durch:

Voraussetzung

- → Der Radfahrer reagiert weder auf Ansprache noch auf Berührung oder Schmerzreiz
- → Er atmet nicht oder nicht »normal« (z. B. zu flach, zu langsam oder Schnappatmung)

Erste-Hilfe-Maßnahmen vor Ort

Herzdruckmassage

- → Knien Sie sich seitlich neben den Patienten, und beugen Sie sich über ihn
- → Legen Sie beide Handballen übereinander, mit den Handflächen nach unten auf die Mitte der Brust des Patienten
- → Strecken Sie beide Arme durch, und drücken Sie rasch und fest 30-mal auf dessen Brustbein

Beatmung

- → Überstrecken Sie den Kopf des Patienten
- → Halten Sie mit zwei Fingern die Nase des Patienten zu
- → Atmen Sie normal ein, und legen Sie Ihre Lippen auf den Mund des Patienten
- → Blasen Sie gleichmäßig in seinen Mund (der Brustkorb des Patienten hebt sich)
- → Holen Sie Luft, und wiederholen Sie den Vorgang einmal

Wechseln Sie wieder zur Herzdruckmassage, und wiederholen Sie Druckmassage und Beatmung im Verhältnis 30:2: Auf 30 Herzdruckmassagen folgen zwei Beatmungen

Wichtige Tipps zur Wiederbelebung

1. Die Herzdruckmassage ist nur dann effektiv, wenn Sie beim Erwachsenen mindestens vier bis fünf Zentimeter tief drücken und mindestens 100- bis 120-mal pro Minute.

2. Wenn ein weiterer Helfer zur Verfügung steht, können Sie sich mit ihm alle 2 bis 3 Minuten abwechseln.

3. Wenn Sie sich das Beatmen nicht zutrauen, dann konzentrieren Sie sich nur auf die Herzdruckmassage allein.

4. Führen Sie die Wiederbelebung so lange durch, bis der Rettungsdienst eintrifft. Falls Sie nicht mehr können, weil Sie erschöpft sind, pausieren Sie kurz und fahren Sie dann fort.

Situation: Verletzter reagiert nicht und atmet nicht normal
Wiederbelebung

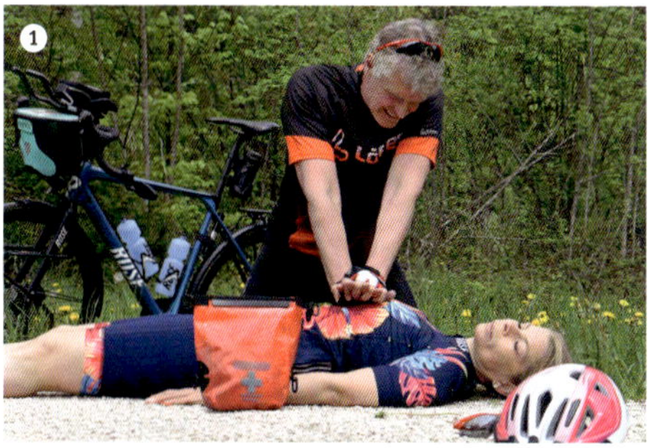

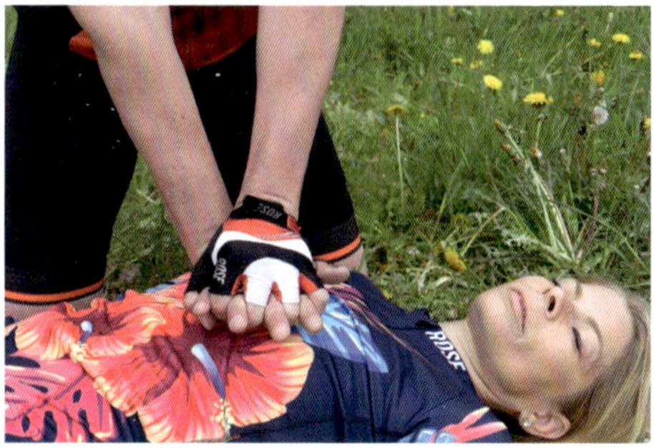

Beginnen Sie mit 30 Herzdruckmassagen. Legen Sie beide Hände etwa in der Mitte des Brustkorbs am Brustbein auf, strecken Sie die Arme durch, und drücken Sie schnell und kräftig zu.

↓

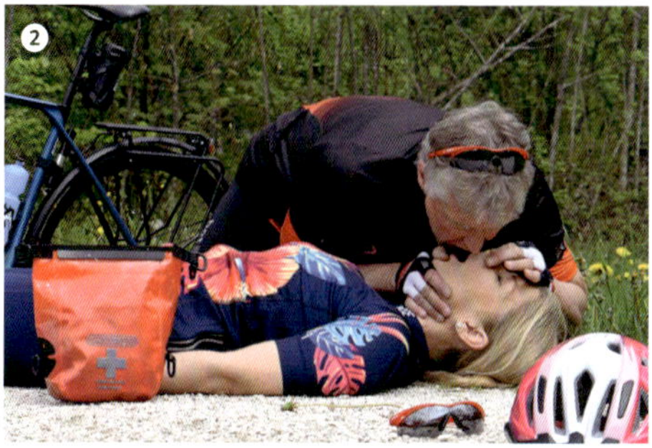

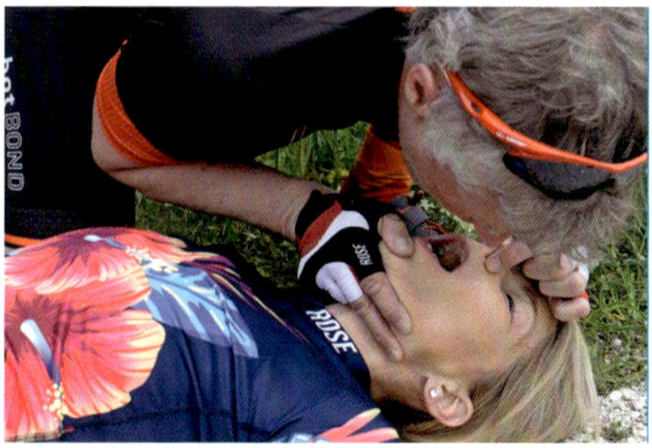

Anschließend folgen zwei Beatmungen: Überstrecken Sie den Kopf, halten Sie die Nase des Patienten zu (alternativ können Sie auch durch die Nase beatmen, dann aber Mund geschlossen halten).

↓

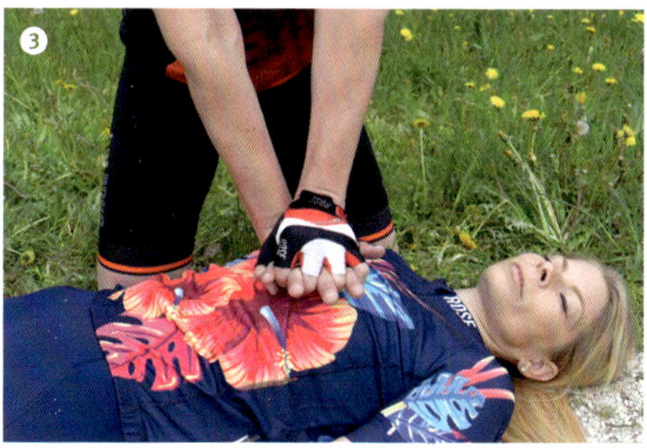

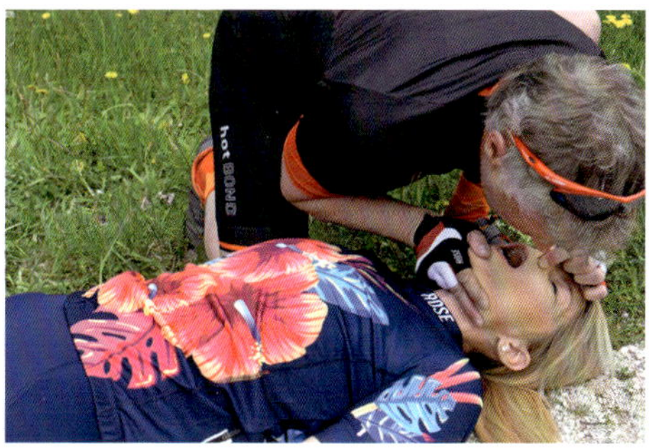

Fahren Sie im Wechsel 30:2 fort.

DER DEFIBRILLATOR

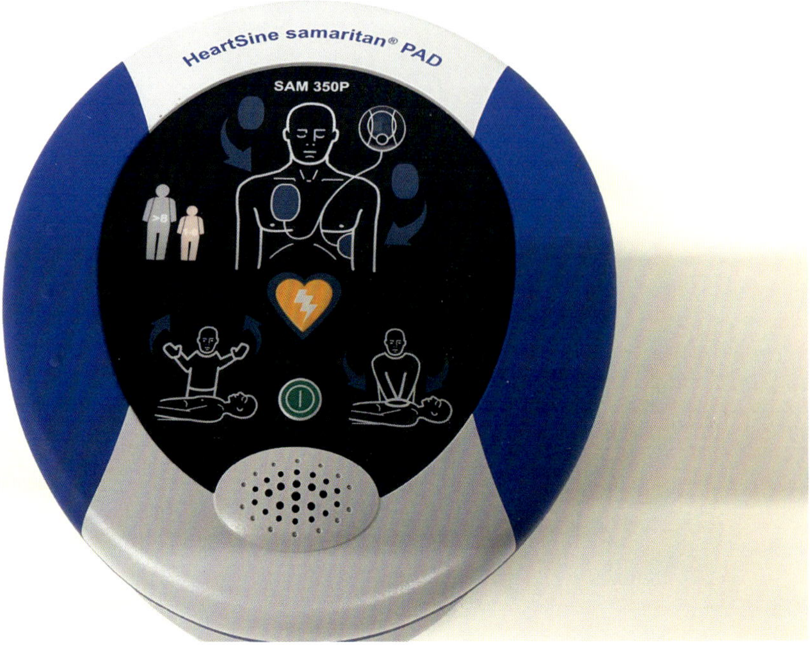

Ein Defibrillator ist ein Gerät, das durch die Abgabe von Stromstößen den natürlichen Herzrhythmus wiederherstellt. Schlägt ein Herz viel zu schnell beziehungsweise kontrahiert die Muskulatur willkürlich (Herzkammerflimmern), funktioniert es nicht mehr richtig. Die Herzkammern können sich nicht mehr vollständig mit Blut füllen und daher auch nicht mehr genügend Blut in den Körper pumpen. Es kommt zu einem Atem-Kreislaufstillstand.

Im Rettungsdienst wird ein Defibrillator auch »Defi« genannt. Solche Defis haben sich in den letzten Jahren bei der Wiederbelebung sehr bewährt. Die sogenannten automatischen externen Defibrillatoren (AED) sind so angelegt, dass sie von jedem Laien leicht bedient werden können. Dazu sind keinerlei technische oder medizinische Vorkenntnisse notwendig. Einzige Voraussetzung: Der Defi muss eingeschaltet werden. Nach dem Einschalten »sprechen« diese Geräte mit dem Ersthelfer und erklären jeden einzelnen Handgriff in der richtigen Reihenfolge. Sie sind kinderleicht zu bedienen.

WIE SIEHT EIN AUTOMATISCHER EXTERNER DEFIBRILLATOR AUS, UND WIE FUNKTIONIERT ER?

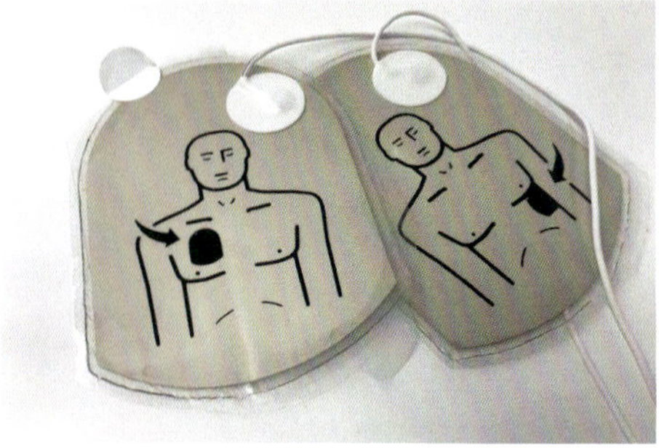

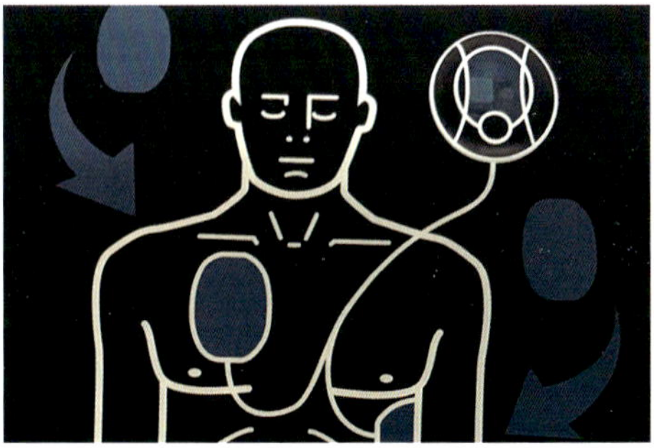

Mittlerweile haben sich Defis weltweit durchgesetzt. In immer mehr öffentlichen Gebäuden, auf öffentlichen Plätzen oder in großen Firmen sind solche lebensrettenden Geräte vorhanden. Meist hängt der Defibrillator gut erkennbar an einer Wand und ist auch als solcher gekennzeichnet. Der Defi selbst ist ein kleiner Kasten, ähnlich einer Erste-Hilfe-Box oder einem kleinen Werkzeugkasten. Im Kasten befinden sich zwei Kabel, an deren Enden Elektroden angebracht sind. Diese Elektroden sind etwa handflächengroß und werden dem Notfallpatienten auf die Brust geklebt. Der Defi hat einen deutlich gekennzeichneten, leicht erkennbaren Schalter, an dem er aktiviert wird.

In einen solchen Defi ist eine Sprachsteuerung eingebaut. Gleich nach dem Einschalten »redet« das Gerät also mit dem Ersthelfer und erläutert die nun folgenden Schritte. Wird ein Schritt falsch ausgeführt oder gar nicht, wiederholt der Defi die Anweisungen so lange, bis dieser Schritt erfolgt ist. Ein wichtiger Bestandteil ist das Aufkleben der Elektroden auf die Brust des Notfallpatienten. Auch das wird genau erklärt, und zusätzlich befinden sich auf den Elektroden auch Skizzen, wo genau das Anbringen erfolgen sollte. Sind die Elektroden aufgeklebt, »untersucht« der Defi den Zustand des Patienten.

Im Anschluss entscheidet das Gerät, was weiter zu tun ist. Dem Ersthelfer wird diese Entscheidung also abgenommen. Er muss nur weiterhin zuhören. Der Defi gibt nun entweder die Anweisung »Schock empfohlen« oder »Kein Schock empfohlen«. Kommt es zur Anweisung für einen Elektroschock, muss ein Knopf betätigt werden. Auch das wird erklärt, und der Knopf beginnt zu blinken. Wird kein Schock empfohlen, muss die Wiederbelebungsmaßnahme fortgesetzt werden, und zwar so lange, bis sich das Gerät wieder für die nächste Untersuchung meldet. Der Defi nennt sogar die Anzahl der Herzdruckmassagen und der Beatmungen.

EXKURS: DER KINDERNOTFALL

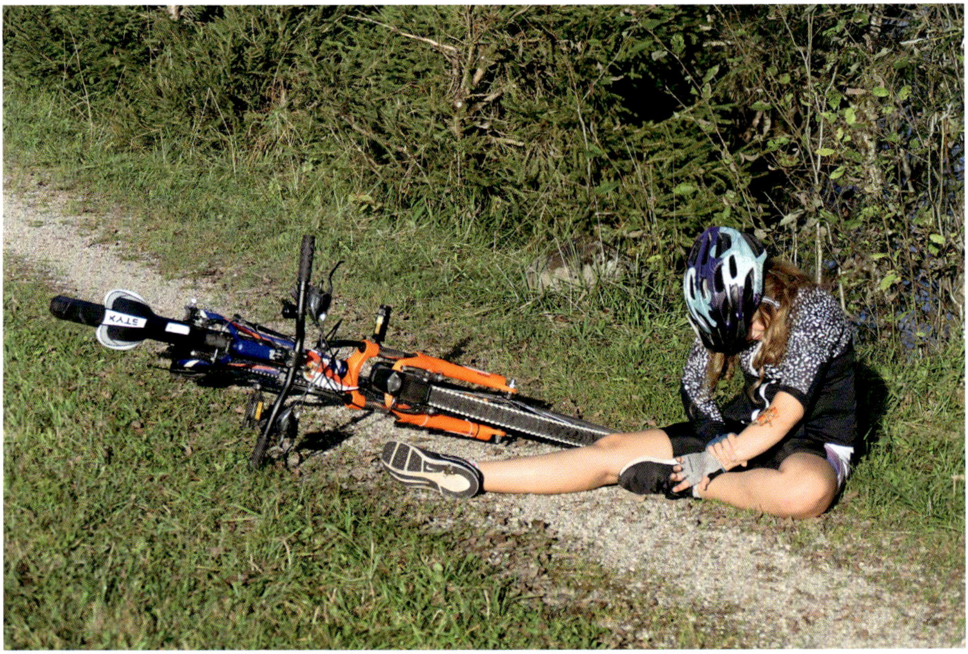

Im Säuglings- und Kleinkindalter ereignen sich die meisten Unfälle im häuslichen Bereich. Zu den häufigsten Unfällen in den ersten vier Lebensjahren gehören Stürze vom Wickeltisch, Vergiftungen, Verbrühen und Verbrennen oder das (Beinahe-)Ertrinken. Erst nachdem das Kind beginnt, die geschützte Umgebung zu verlassen, ändern sich sowohl die Unfallarten als auch die Unfallfolgen.

Spätestens ab dem Vorschulalter kommt es zu den ersten Sport- und Freizeitunfällen, und hier spielt der klassische Radunfall eine nicht zu unterschätzende Rolle. Während kleine Kinder noch mit dem Laufrad vorliebnehmen oder auf Stützräder vertrauen, wird im Durchschnitt ab dem fünften Lebensjahr mit dem »richtigen« Radfahren begonnen, und da sind Stürze keine Seltenheit. Da die Geschwindigkeiten meist nur gering sind und sich Unfälle hauptsächlich in der Ebene ereignen, kommt es selten zu schwereren Verletzungen. An erster Stelle stehen hier die klassischen Abschürfungen an Händen und Knien oder auch einmal eine schmerzhafte Prellung. Kleine Kinder tragen fast immer einen Helm, daher sind kritische Kopfverletzungen eher die Ausnahme.

Um das zehnte Lebensjahr ändern sich die Interessen. Während der Großteil der Kinder und in weiterer Folge auch der Jugendlichen beim normalen, alltäglichen Radfahren bleibt, entwickelt sich die andere Gruppe weiter und wechselt aufs Mountainbike. In Bike Parks werden immer waghalsigere Tricks versucht, auf Singletrails geht es steil bergauf und noch steiler bergab, und vor allem Downhill erfreut sich immer größer werdender Beliebtheit. Spezielle Sportarten führen aber auch zu speziellen Unfällen und spezifischen Unfallfolgen. Stürze ereignen sich jetzt bei höheren Geschwindigkeiten und können diverse Frakturen an Armen und Beinen oder einer Luxation der Schulter nach sich ziehen. Immer wieder ist auch ein Hindernis oder die Lenkstange im Weg, wobei Verletzungen im Brust- oder Bauchbereich entstehen können.

Grundsätzlich werden vom Ersthelfer vor Ort Verletzungen bei Kindern auf die gleiche Art und Weise versorgt wie bei Erwachsenen, und auch das Erste-Hilfe-Material ist dasselbe.

Auf zwei wichtige Unterschiede möchte ich jedoch hinweisen. Zum einen betrifft es den Umgang mit dem Kind, und zum anderen den Einsatz eines Notarztes. Erwachsene verstehen, was rund um sie herum vorgeht, und sind daher meist kooperativ. Bei verletzten Kindern kann es anders aussehen: Sie haben Angst, halten oft nicht still und sind eher unkooperativ. Daher ist es wichtig, intensiv auf das Kind einzugehen und dieses besonders gut zu betreuen. Reden Sie dem Kind gut zu, bleiben Sie ruhig, und trösten Sie es (siehe dazu Näheres unter »Tipps zur Versorgung von verletzten Kindern«). Einige Verletzungen können sich bei Kindern sehr schnell dramatisch entwickeln, dann sollte ein Notarzt hinzugezogen werden. Notärztliche Maßnahmen sind auch dann sinnvoll, wenn ein Kind starke Schmerzen hat (siehe dazu Näheres unter »Der Notarzt am Unfallort«).

Tipp

Haben Sie auch bei Kindern keine Scheu, und leisten Sie im Fall des Falles Erste Hilfe. Auch hier gilt: Sie können nichts falsch machen, außer Sie machen gar nichts.

KINDER SIND KEINE KLEINEN ERWACHSENEN

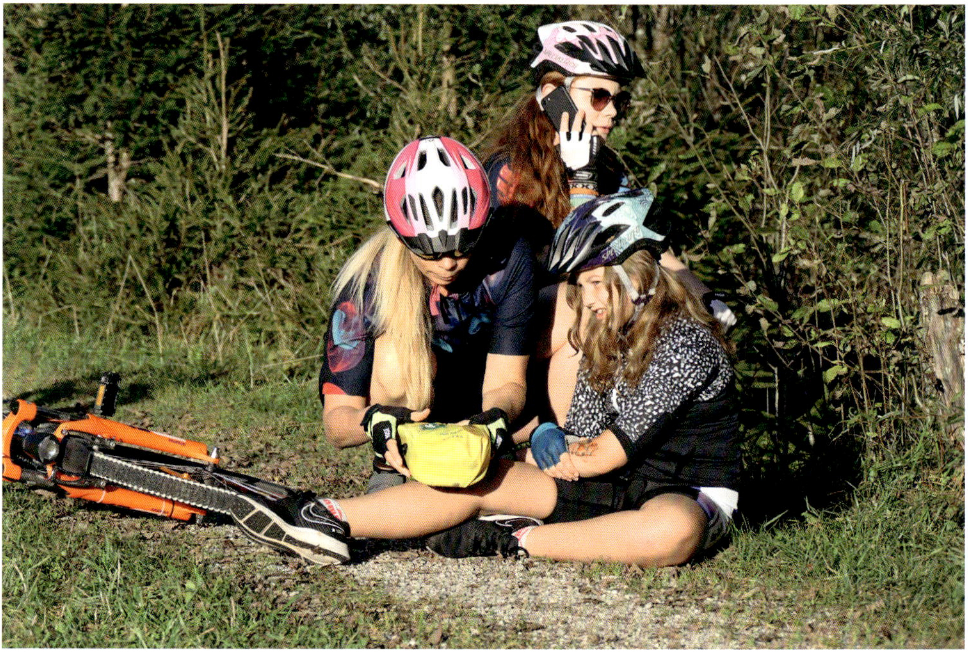

Je kleiner Kinder sind, desto größere Unterschiede gibt es zu den Erwachsenen. Ich werde hier absichtlich nicht zu sehr ins Detail gehen, sondern nur einige besonders wichtige Punkte ansprechen. Wenn Sie als Ersthelfer diese Punkte ein wenig beachten, tun Sie sich bei der Versorgung des verletzten Kindes viel leichter.

1
Kinder haben einige Besonderheiten

Es gibt bei Kindern einige »Schwachstellen«, ich möchte hier nur zwei besonders wichtige Punkte erwähnen: Sauerstoffmangel und starker Blutverlust. Zu einem Sauerstoffmangel kommt es etwa bei Erstickungs- oder Ertrinkungsnotfällen. Atmet ein Kind nicht mehr normal, kommt es sehr rasch zu einem Sauerstoffdefizit und ohne entsprechende Hilfe in kürzester Zeit zu einer lebensbedrohlichen Situation. Der Ersthelfer kann hier zum Lebensretter werden.

Ähnlich gefährlich wirkt sich bei Kindern ein starker Blutverlust aus. Das geringe Blutvolumen führt schnell zum Volumenmangel. Blutet ein Kind sehr stark, spritzt das Blut vielleicht sogar aus einer Wunde, kommt es auch hier rasch zu einer Gefahr für Leib und Leben des Kindes. Eine rasche Blutstillung ist daher eine der wichtigsten Erste-Hilfe-Maßnahmen.

2
Kinder sind schmerzempfindlich(er)

Erwachsene, gesunde Menschen halten so einiges aus. Sie versuchen meist, ihren Schmerz zu unterdrücken. Bei Kindern ist das nicht so. Sie zeigen sehr deutlich, wenn es ihnen irgendwo wehtut. Kinder weinen, jammern oder verziehen zumindest deutlich das Gesicht. Man sieht ihnen den Schmerz so richtig an. Ab dem Alter, wo Kinder reden können, können sie ihre Schmerzen meist recht gut beschreiben oder sogar auf die schmerzende Stelle zeigen. Vereinzelt gibt es aber auch Situationen, da bilden sich Kinder einen Schmerz nur ein oder übertreiben maßlos. Sätze wie »Jetzt stell dich nicht so an!« oder »Na, so schlimm wird's schon nicht sein« helfen dem Kind hier aber nicht weiter und sollten daher vermieden werden.

3
Kinder sind ängstlich

Schon für Erwachsene kann eine Unfallsituation bedrohlich wirken. Aber noch viel bedrohlicher ist so eine Situation für ein verletztes Kind. Herrscht Hektik am Unfallort, bekommen Kinder Angst. Je kleiner das Kind ist, desto weniger versteht es, was rundherum passiert. Nicht immer sind die Eltern anwesend, zum Beispiel im Kindergarten, oft helfen fremde Personen, und wenn der Rettungsdienst oder vielleicht sogar ein Rettungshubschrauber eintrifft, kann es schon einmal sehr laut werden. Je mehr Hektik und Lärm, desto größer ist die Angst bei den Kindern. Ein möglichst ruhiges Arbeiten hilft nicht nur dem Kind, sondern auch dem Ersthelfer.

4
Kinder sind meist nicht kooperativ

Wie oben bereits erwähnt, sind verletzte Kinder in der Regel nicht kooperativ. Je kleiner das Kind ist, desto weniger wird es das tun, was der Ersthelfer ihm sagt. Verletzte Kinder halten auch nicht freiwillig still. Schon das Versorgen einer Kopfwunde mittels einer Wundauflage und eines Wundverbandes kann hier nahezu unmöglich werden. Besonders gutes Zureden und genaue Erklärungen können hier sehr hilfreich sein.

TIPPS ZUR VERSORGUNG VON VERLETZTEN KINDERN

Unabhängig von der Art der Verletzung, gibt es einige Tipps, die bei der Versorgung des verletzten Kindes hilfreich sein können. Versuchen Sie, zumindest einige dieser Punkte umzusetzen. Sie helfen nicht nur Ihnen weiter, sondern auch dem Kind.

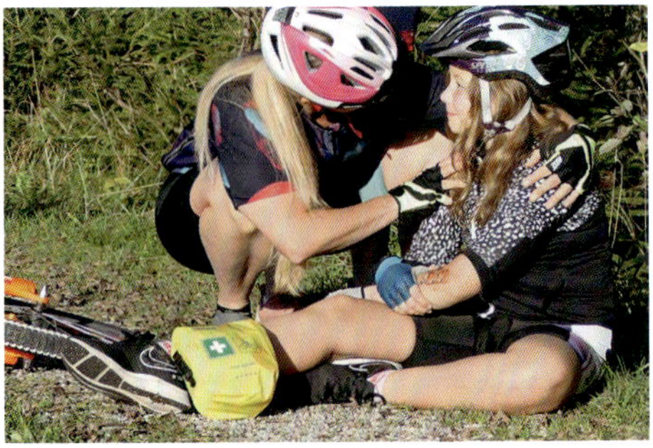

Tipp 1

Versuchen Sie, Vertrauen zum Kind aufzubauen.

Wenn Sie als Ersthelfer nicht wissen, wie das Kind heißt, fragen Sie nach seinem Namen. Sagen Sie zuerst, wer Sie sind, und sprechen Sie es in der »Du-Form« an: »Wie heißt du denn?« Auch wenn Kinder gegenüber Fremden oft skeptisch und vorsichtig sind, den Vornamen nennen sie meist immer. Damit ist bereits ein wichtiger Schritt getan. Ab dem Zeitpunkt, wo Sie das Kind beim Namen nennen können, haben Sie ein erstes Vertrauensverhältnis geschaffen. Das Kind hat das Gefühl, dass jetzt jemand da ist, der sich kümmert und hilft. Sie können dem Kind auch direkt sagen: »Ich möchte dir jetzt helfen.«

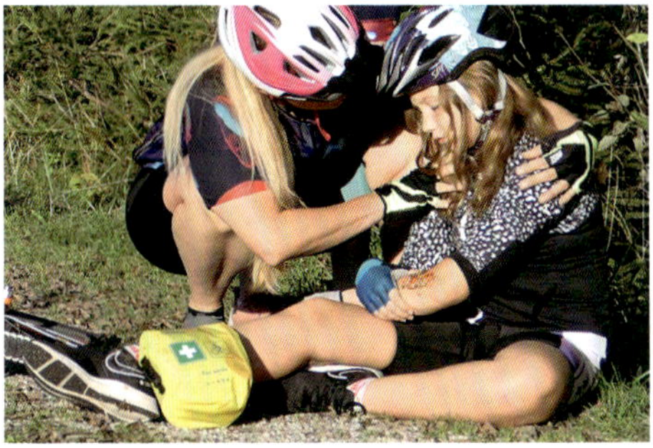

Tipp 2

Reden Sie mit dem Kind, aber kommunizieren Sie kindgerecht.

Sie als Ersthelfer müssen mit dem Kind kommunizieren. Je jünger das Kind ist, desto schwieriger wird das sein. Wenn möglich, sollten die Eltern mit eingebunden werden. Auch wenn Sie selbst aufgeregt oder nervös sind, reden Sie möglichst ruhig und nicht zu laut. Kindgerechte Sprache, dem Alter entsprechend, wirkt meist sehr gut. Oft hat man auch mit entsprechenden Gesten oder Vorzeigen Erfolg. Bleiben Sie immer bei der Wahrheit, und lügen Sie das Kind nicht an. Und noch einen positiven Nebeneffekt hat das gute Zureden: Es lenkt auch Sie ab.

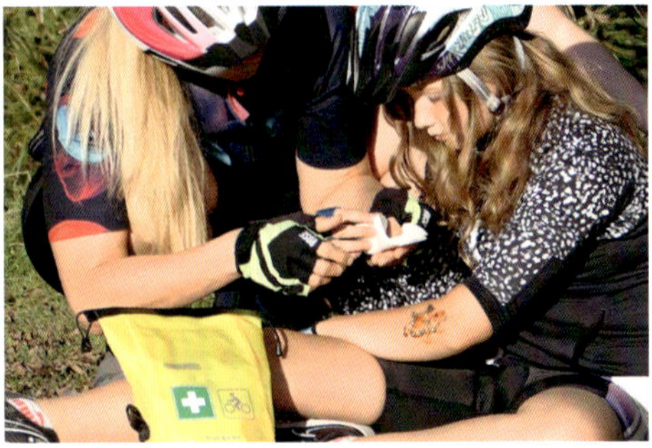

Tipp 3

Erklären Sie dem Kind alle Handgriffe.

Kinder möchten immer wissen, was mit ihnen passiert – da sind sie Erwachsenen nicht unähnlich. Sagen Sie dem Kind daher, was Sie jetzt weiter machen wollen, und zwar bevor Sie es tun. Wenn Sie zum Beispiel ein blutendes Knie versorgen möchten, sollten Sie das sagen, bevor Sie das Pflaster auf das Knie kleben. Tun Sie das nicht und hat das Kind dabei Schmerzen, wird es vermutlich zurückzucken und alle weiteren Schritte ablehnen. Erklären Sie alles in solchen Worten, dass es auch verstanden wird. Dabei müssen Sie nicht besonders ausführlich werden. Wenn ein Kuscheltier zur Verfügung steht, dann können Sie Handgriffe auch an diesem demonstrieren.

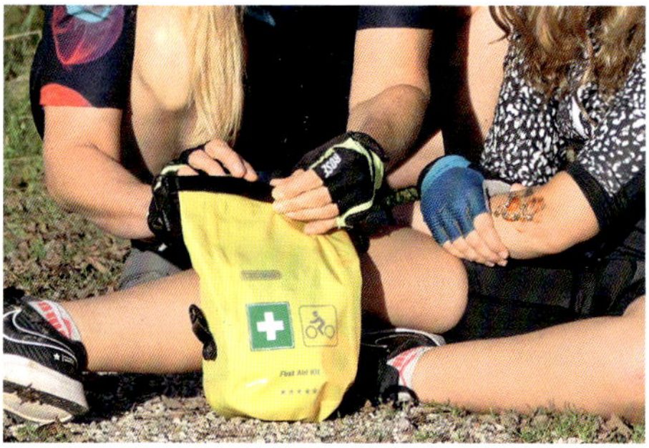

Tipp 4

Lenken Sie das Kind von seinen Verletzungen ab.

Wir haben schon gehört: Verletzte Kinder sind besonders ängstlich. Jede Verletzung, die übel aussieht, sollten Kinder daher nach Möglichkeit gar nicht sehen. Eine stark blutende Wunde, eine Armfraktur mit Fehlstellung oder auch großflächige Schürfwunden sind nichts für sensible Kinderseelen. Hier können Sie als Ersthelfer dafür sorgen, dass sich das Kind so etwas nicht anschauen muss. Sagen Sie dem Kind, dass es Sie oder das Kuscheltier anguckt, oder positionieren Sie sich so, dass ihm der Blick auf die Verletzung genommen wird. Decken Sie die verletzte Stelle vorerst einmal mit einem T-Shirt oder Pulli ab. Ebenso können Sie dem Kind einen Gegenstand – zum Beispiel ein Handy, in dem Fall ist die Handynutzung mal unbedenklich – in die Hand drücken und darum bitten, dass es gut darauf aufpasst.

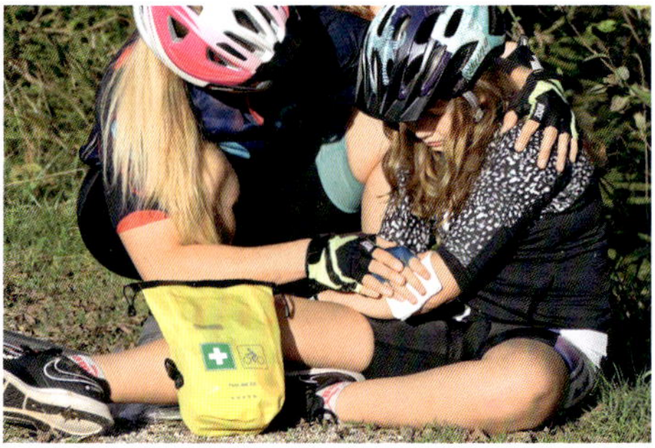

Tipp 5

Lassen Sie das verletzte Kind nach Möglichkeit mithelfen.

Um eine Verletzung zu versorgen, benötigen Sie beide Hände. Verletzte Kinder klammern sich aber gern an den Helfer, und Sie können nicht mehr frei arbeiten. Eine gute Möglichkeit, das zu verhindern, ist, ein Kind bei der Versorgung einer Verletzung mithelfen zu lassen. Hier ist ein wenig Fingerspitzengefühl gefragt, denn das geht natürlich nur bei kleineren Blessuren. Das Kind kann etwa bei einer Schürfwunde oder kleinen Blutung mithelfen, indem es die Wundauflage selbst auf die betreffende Stelle drückt. So ist es beschäftigt, und Sie haben mehr Spielraum. Sätze wie: »Kannst du mir mal helfen?«, und »Du machst das sehr gut« unterstützen dabei Ihr Vorhaben.

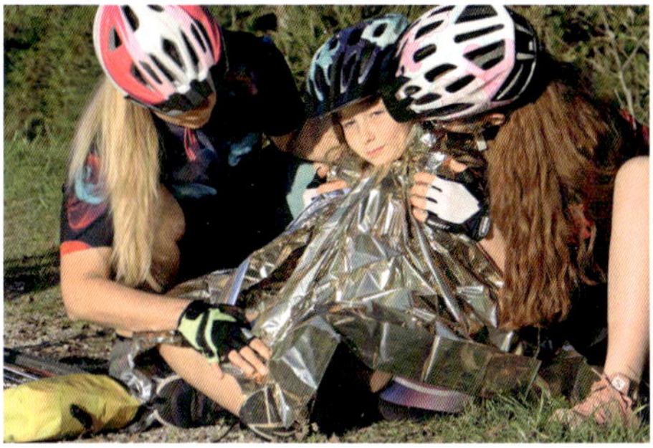

Tipp 6

Trösten und betreuen Sie das verletzte Kind.

Ein verletztes Kind benötigt besonders viel Zuspruch. Trösten Sie es, und geben Sie ihm das Gefühl, dass es von Ihnen Hilfe bekommt. Wenn es Zutrauen gefasst hat, kann es sich bei Ihnen anlehnen, oder Sie tätscheln das Kind sanft und reden ihm gut zu, beispielsweise wie tapfer es ist. So können Sie die Zeit bis zum Eintreffen des Rettungsdienstes gut überbrücken.

Wichtig

Bleiben Sie beim verletzten Kind. Lassen Sie es nicht allein. Wenn Sie unbedingt kurz wegmüssen, vielleicht um zu telefonieren, dann müssen Sie das dem Kind erklären. Und versprechen Sie, dass Sie gleich wiederkommen.

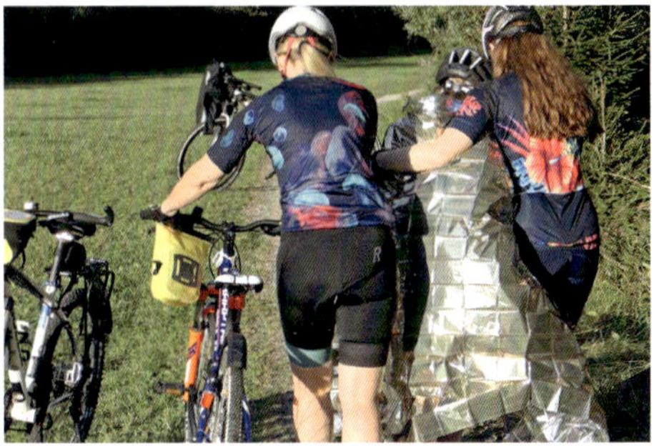

Tipp 7

Begleiten Sie das versorgte Kind.

Wenn das Kind vom Rettungsdienst zu einem Arzt oder in das Krankenhaus gebracht werden muss, sollte es von einer Vertrauensperson begleitet werden, üblicherweise von einem Elternteil. Sind Sie als Ersthelfer – aus welchem Grund auch immer – aber mit dem Kind allein, dann bitten Sie den Rettungsdienst darum, mitfahren zu dürfen. Zwischen dem Kind und Ihnen besteht bereits eine Art Vertrauensverhältnis. Ist das Kind plötzlich mit dem ihm unbekannten Rettungspersonal allein, wird es Angst bekommen. In den meisten Fällen wird der Rettungsdienst zustimmen, oft sogar von sich aus darum ersuchen. Wenn möglich, halten Sie während der Fahrt die Hand des Kindes. Kleine Kinder dürfen Sie auch in den Armen halten. Beim Arzt oder im Krankenhaus haben Sie dann auch genug Zeit, sich weitere Schritte zu überlegen, etwa wen es nun zu verständigen gilt.

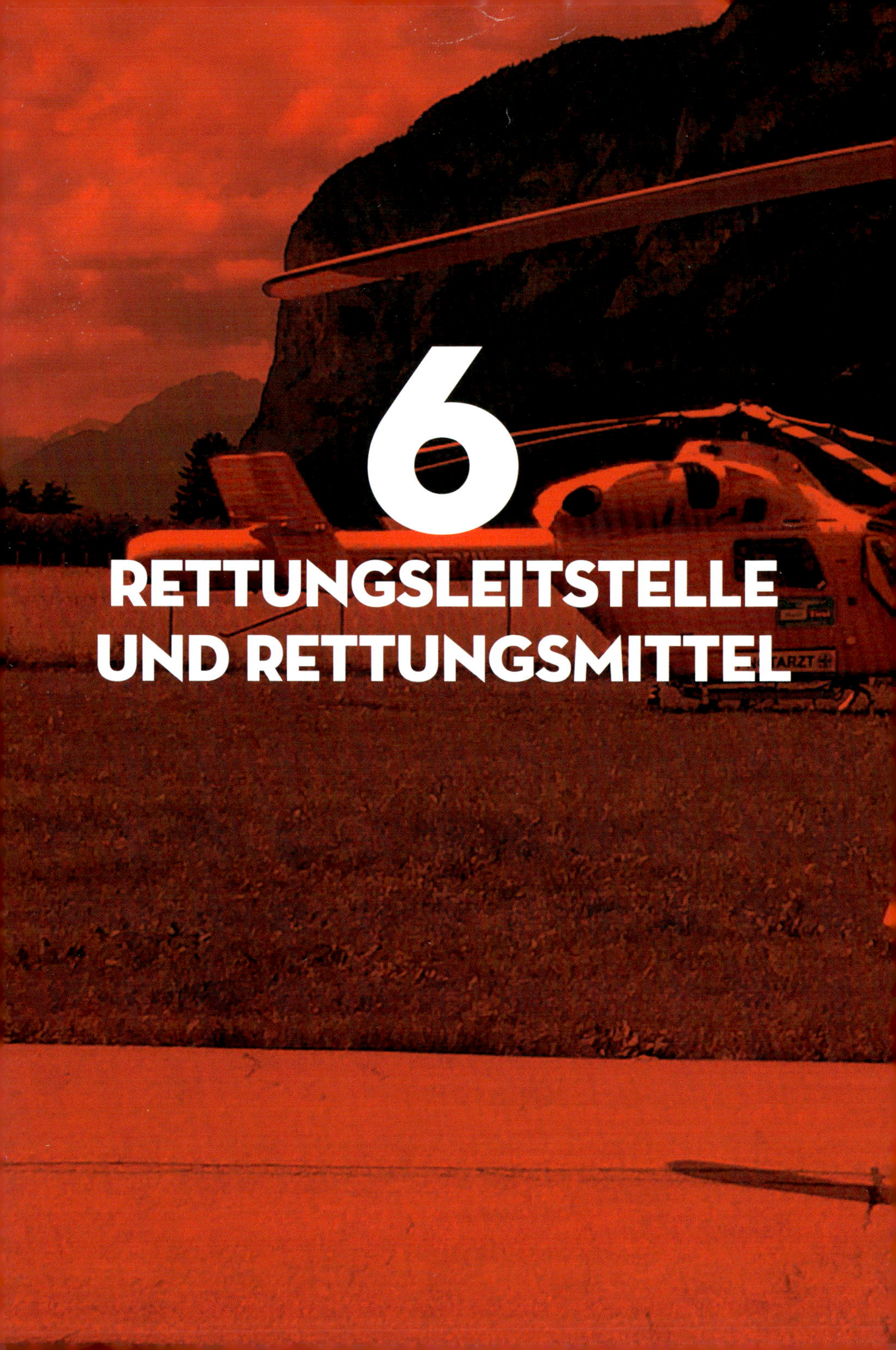

6
RETTUNGSLEITSTELLE UND RETTUNGSMITTEL

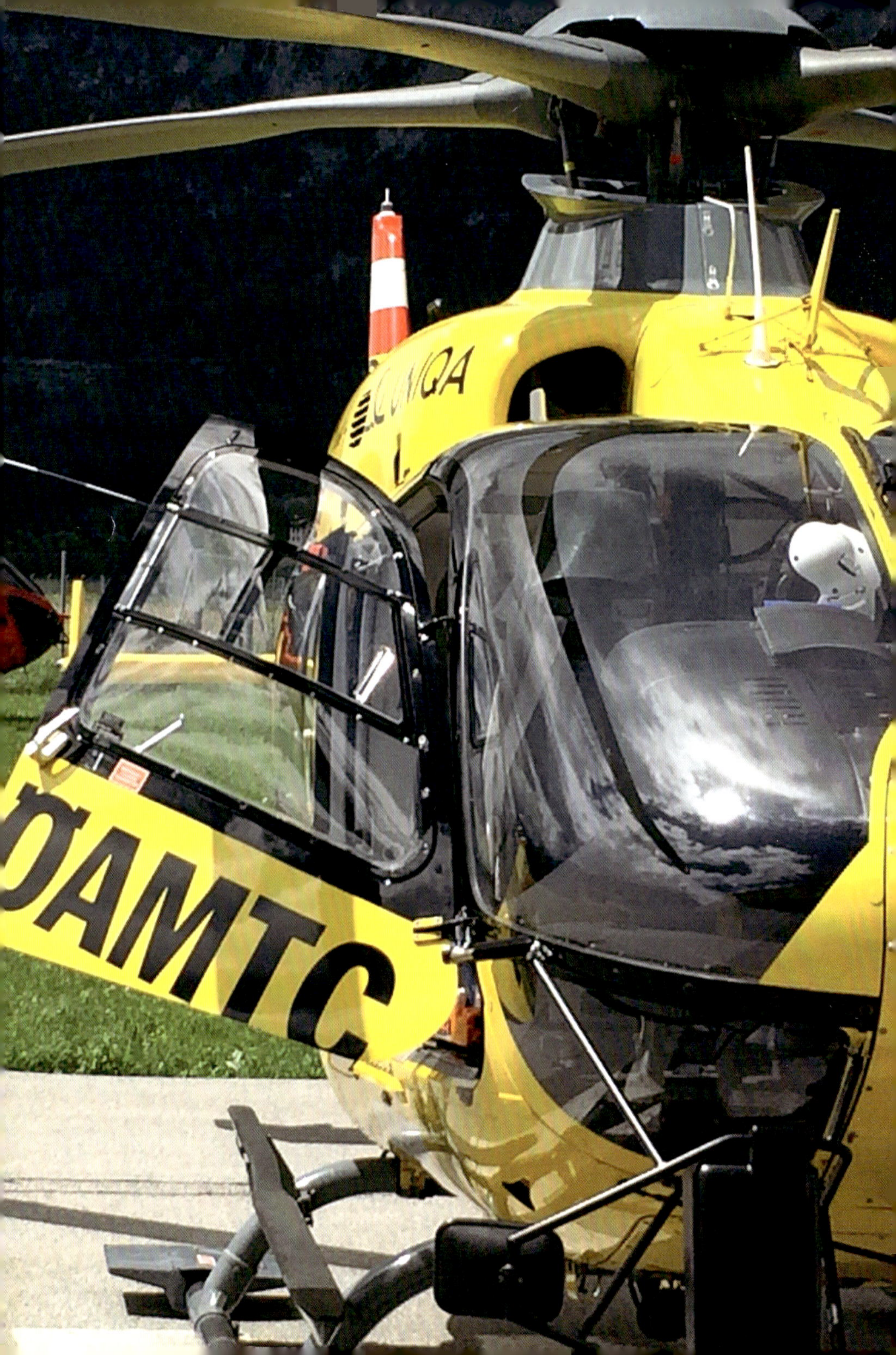
ÖAMTC

RETTUNGSLEITSTELLE

Ereignet sich ein Unfall oder ein Notfall mit einem Radfahrer, kommt es in den meisten Fällen zum Einsatz eines entsprechenden Rettungsmittels. Nach der ersten Versorgung vor Ort durch den Radfahrer selbst oder durch einen Ersthelfer wird normalerweise ein Rettungsdienst benötigt, einerseits um die begonnenen Erstmaßnahmen professionell weiterzuführen, andererseits um den Transport in ein Krankenhaus zu gewährleisten. Die Alarmierung und Koordinierung dieser Einsätze erfolgt grundsätzlich durch Mitarbeiter von Rettungsleitstellen.

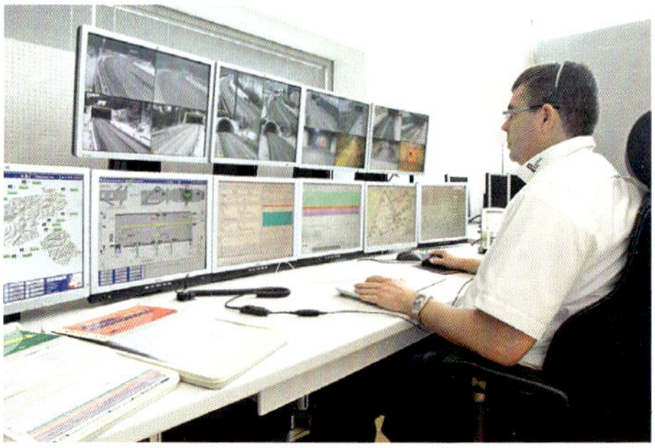

Weltweit gibt es nahezu flächendeckend Rettungsleitstellen, die hauptsächlich Einsätze von verschiedenen Hilfsorganisationen oder auch staatlichen oder privaten Rettungsdienstanbietern abwickeln und koordinieren. Es gibt Leitstellen, die nur für bestimmte Bereiche zuständig sind (zum Beispiel der Polizeinotruf), größere Leitstellen in Städten koordinieren jedoch meist alle Einsätze sowie alle Organisationen gemeinsam oder arbeiten eng mit ihnen zusammen.

Moderne Rettungsleitstellen sind rund um die Uhr mit speziell geschultem Personal besetzt. Zu den Hauptaufgaben einer solchen Einsatzzentrale gehören die Entgegennahme eines Notrufes, die Alarmierung des passenden Rettungsmittels einschließlich Personal und Ausrüstung, sowie die weitere Koordination des gesamten Einsatzablaufes. Den Mitarbeitern großer Leitstellen stehen zur Bewältigung dieser Aufgaben alle notwendigen technischen Mittel zur Verfügung. Schon bei der Entgegennahme eines Notrufes kann der Disponent etwa auf datenunterstützte Abfragesysteme zugreifen. Alarmierungen von Rettungsmitteln erfolgen heutzutage meist digital, und die Einsätze können bis zum Abschluss von der Zentrale aus mit verfolgt, unterstützt und gesteuert werden.

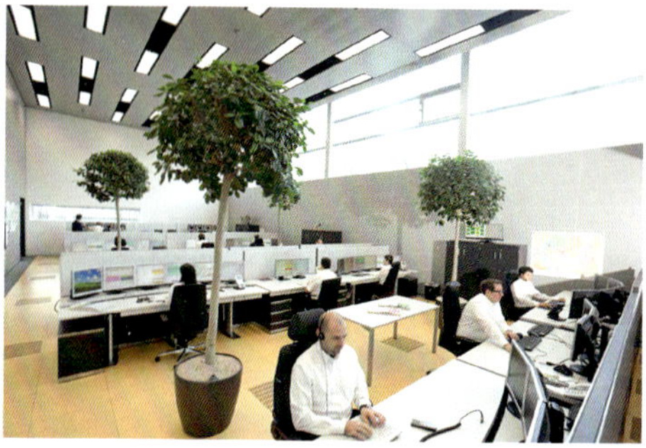

Diese Leitstellen sind über eine kostenlose Notrufnummer telefonisch erreichbar. Leider gibt es weltweit noch viele unterschiedliche Rufnummern, da hier jeder Staat selbst entscheiden kann, aber in Europa haben sich fast alle Länder auf den internationalen Notruf 112 (»Euro-Notruf«) geeinigt. Wenn ein Mitarbeiter der Leitstelle einen Notruf entgegennimmt, benötigt er vom Anrufer wenigstens bestimmte Mindestangaben, damit er anschließend weitere Maßnahmen ergreifen kann. Dafür stehen dem Disponenten standardisierte Abfragesysteme (ähnlich einer Checkliste) zur Verfügung. So kann der Disponent herausfinden, welcher Notfall vorliegt und welche Schritte er in die Wege leiten muss.

Bitte beachten: Wenn Sie den Notruf gewählt haben und sich der Disponent der Leitstelle meldet, dann wundern Sie sich nicht über seine oft umfangreichen Fragen. Solche Angaben werden benötigt, damit das passende Rettungsmittel alarmiert werden kann, auch wenn in den allermeisten Fällen diese Alarmierung schon im Hintergrund erfolgt, noch während Sie zum Notfall befragt werden.

RETTUNGSMITTEL

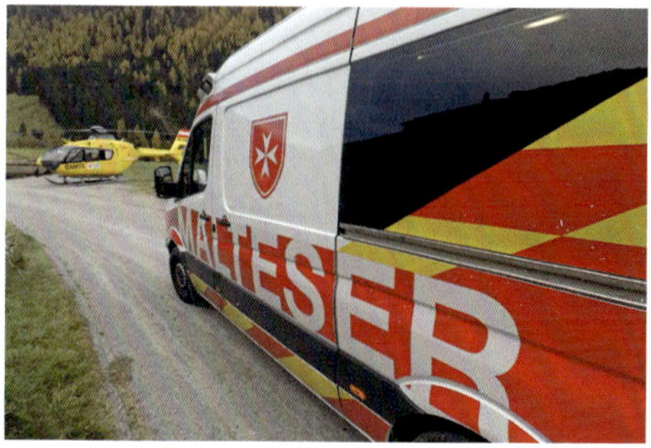

Für eine medizinische Versorgung nach einem Radunfall stehen der Rettungsleistelle verschiedene Arten von Rettungsdiensten zur Verfügung. Dabei wird grundsätzlich zwischen einem bodengebundenen Rettungsdienst und der Luftrettung unterschieden. Bodengebunden gibt es hinsichtlich des Personals und der Ausrüstung zwei Möglichkeiten: entweder ein Rettungswagen (RTW) mit ausgebildeten Rettungsassistenten, oder ein Rettungsfahrzeug, das neben einem Rettungsassistenten auch noch mit einem Notarzt besetzt ist (Noteinsatzfahrzeug oder NEF). In der Luftrettung kommt ein Rettungshubschrauber zum Einsatz (RTH). In einem solchen befinden sich neben dem Piloten noch mindestens ein ausgebildeter Rettungsassistent und ein Notarzt. Einige Rettungshubschrauber führen für Einsätze im alpinen Gelände zusätzlich noch einen Bergespezialisten von der Bergwacht beziehungsweise Bergrettung mit.

Bitte beachten: Welches Rettungsmittel zum Einsatz kommt, entscheidet die zuständige Rettungsleitstelle. Für eine solche Entscheidung benötigt der Disponent, der den Notruf entgegennimmt, aber entsprechende Angaben. Aus diesem Grunde ist die exakte Absetzung des Notrufes wichtig (siehe dazu »»Schritt 5: der Notruf« in Kapitel 2, »Die Leitlinie für den Notfall«).

DER NOTARZT AM UNFALLORT

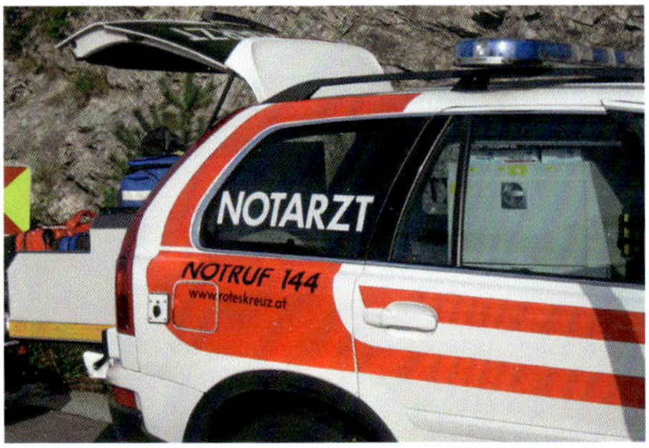

Leider führen Radunfälle auch immer wieder zu schweren oder sogar lebensbedrohlichen Verletzungen wie Oberschenkelfraktur, inneren Verletzungen oder einem Schädel-Hirn-Trauma. Solche Verletzungen bedürfen neben den wichtigen Erstmaßnahmen durch den Helfer auch einer speziellen ärztlichen Versorgung direkt vor Ort.

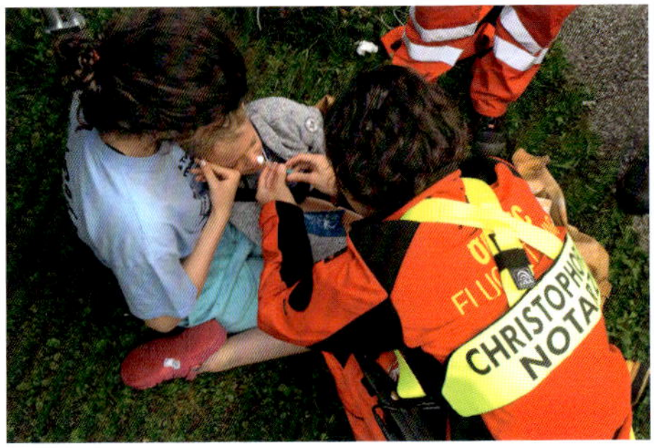

Stellt sich während des Notrufes an die Rettungsleitstelle heraus, dass es sich um eine schwere oder vielleicht sogar lebensbedrohliche Verletzung handelt, wird der Disponent zusätzlich zum Rettungsfahrzeug auch einen Notarzt alarmieren.

Der Einsatz eines Notarztes ist entweder bodengebunden oder über die Luftrettung möglich. Ist der Unfallort leicht durch ein Fahrzeug erreichbar, und ist dies auch innerhalb einer bestimmten Zeit möglich, so wird der Notarzt meist bodengebunden eingesetzt. Dafür gibt es speziell ausgerüstete Notarztfahrzeuge.

Viele Unfallstellen sind jedoch nur schwer oder überhaupt nicht über eine Zufahrtsstraße erreichbar. In solchen Fällen kommt die Flugrettung zum Einsatz (zum Beispiel jene der Automobilclubs ADAC oder ÖAMTC). Der Notarzt wird mit einem Rettungshubschrauber zum Einsatzort geflogen. Ein solcher Rettungshubschrauber kann bei entsprechendem Flugwetter nahezu überall eingesetzt werden und ist auch für Bergungen in alpinem Gelände ausgerüstet. Ist ein Rettungshubschrauber auf dem Anflug zur Unfallstelle, so gibt es dort einiges zu beachten (Näheres siehe unter »Der Einsatz eines Rettungshubschraubers«).

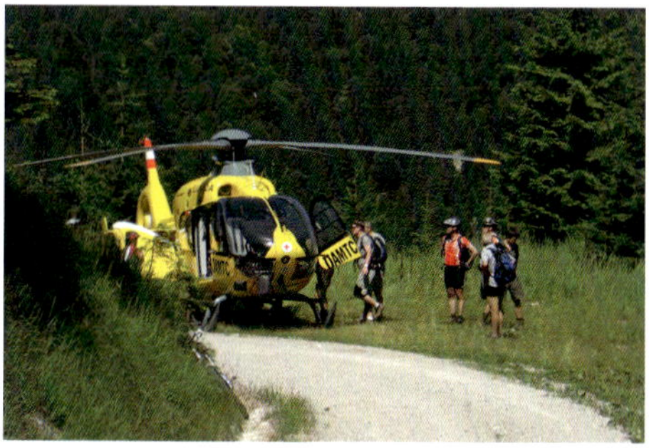

Ein Notarzt, egal ob er bodengebunden oder über die Luftrettung zum Unfallort kommt, ist mit umfangreichem medizinischen Material ausgerüstet. Damit stehen dem Arzt ausreichend Mittel zur Verfügung, um einen schwer verletzten oder schwer erkrankten Patienten vor Ort medizinisch zu versorgen. Aufgrund seiner fachlichen Ausbildung und der zur Verfügung stehenden Ausrüstung kann der Notarzt am Unfallort nahezu alle lebensrettenden Maßnahmen durchführen und den Patienten für den Transport ins Krankenhaus stabilisieren.

DER EINSATZ EINES RETTUNGSHUBSCHRAUBERS

Für die Rettungsleitstelle gibt es klare Richtlinien, wann diese einen Rettungshubschrauber (RTH) einsetzt. Grundsätzlich sind dabei zwei Punkte ausschlaggebend: die Schwere der Verletzung und die Örtlichkeit, wo sich die Unfallstelle befindet. Wenn aufgrund des Verletzungsmusters eine notärztliche Versorgung notwendig erscheint, dann wird seitens der Leitstelle ein Notarzt alarmiert. Steht ein Rettungshubschrauber zur Verfügung und ist dieser auch noch das am schnellsten verfügbare Rettungsmittel, kommt dieser zum Einsatz.

Außerhalb dicht besiedelter Wohngebiete sind die Anfahrtszeiten der bodengebundenen Notärzte oft sehr lange. Immer wieder sind Unfallorte nur schwer erreichbar oder liegen sogar außerhalb von Zufahrtsmöglichkeiten. Gerade mit dem Fahrrad, vor allem den E-Bikes, können Almen, abgelegene Gebiete oder sogar Berggipfel erreicht werden. Ereignet sich in einem solchen unwegsamen Gelände ein Radunfall, kommt mit großer Wahrscheinlichkeit ein Rettungshubschrauber zum Einsatz, selbst wenn die Verletzung vielleicht keine notärztliche Versorgung verlangt. Bergung und Abtransport des verletzten Radfahrers würden sich ohne Helikopter sehr aufwendig gestalten.

Tipp

Wenn nicht besonders außergewöhnliche Verhältnisse vorliegen, dann können Sie grundsätzlich mit dem Eintreffen des Rettungsdienstes innerhalb von 15 bis 20 Minuten nach Absetzen des Notrufes rechnen. Bitte bewahren Sie unbedingt Ruhe.

WAS IST EIN RETTUNGSHUBSCHRAUBER?

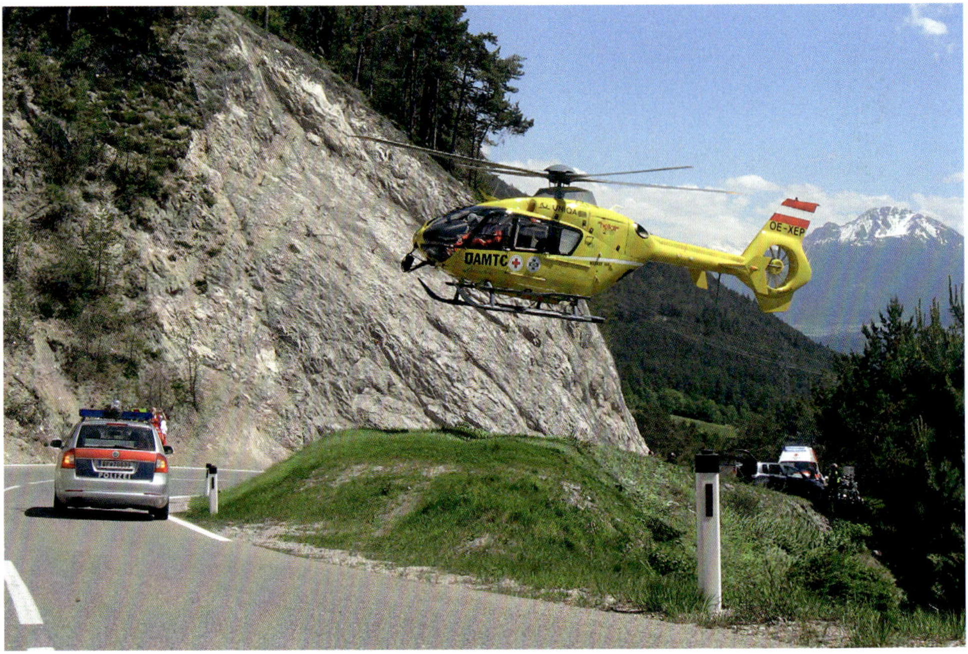

Bei einem Rettungshubschrauber (RTH) handelt es sich um einen speziellen ausgerüsteten Helikopter. Neben einem erfahrenen Piloten, der den Helikopter fliegt, und dem Notarzt gehört auch ein speziell ausgebildeter Sanitäter zur Crew (bei Einsätzen in den Bergen ist auch noch ein Bergespezialist mit an Bord). Die medizinische Ausrüstung eines modernen Rettungshubschraubers ähnelt jener einer kleinen Intensivstation, die nahezu das gesamte Spektrum der Notfallversorgung abdeckt.

Tipp

Wenn Sie derjenige sind, der den Notruf abgesetzt hat, wird Ihnen die Rettungsleitstelle auch mitteilen, wenn sie einen Rettungshubschrauber alarmiert hat. Zudem gibt es über den Disponenten auch entsprechende Hinweise, wie Sie sich weiter verhalten sollten. Informieren Sie alle Beteiligten am Unfallort, dass ein Rettungshelikopter im Anflug ist!

WIE VERHALTEN SIE SICH, WENN EIN RETTUNGSHUBSCHRAUBER IM ANFLUG IST?

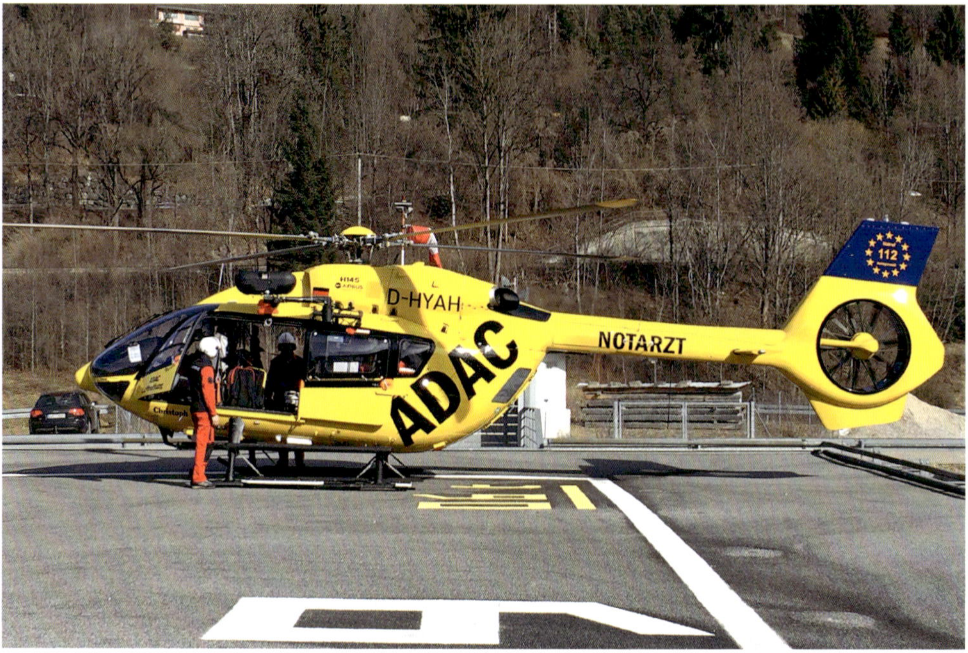

Der Notfallort, wo der Helikopter landen sollte, muss verlässlich abgesperrt sein. Es dürfen sich dort keine Personen aufhalten und am Boden keine losen Gegenstände herumliegen. Teilen Sie Helfer ein, die verlässlich die Umgebung absperren und lose Gegenstände entfernen oder gut festhalten.

Nicht immer ist für den Piloten der Notfallort gleich auffindbar. Sie sollten sich daher zu erkennen geben. Das internationale Zeichen »Yes« zeigt dem Piloten an: »Ja, wir brauchen Hilfe«. Gleichzeitig signalisieren Sie damit: »Ja, bitte hier landen!« Stellen Sie sich dazu aufrecht hin, und halten Sie beide Arme nach oben gestreckt in Richtung Himmel, sodass Sie mit dem Körper ein gedachtes Ypsilon bilden. Sollte der Rettungshubschrauber auf Sie zufliegen, um in Ihrer Nähe zu landen, müssen Sie unbedingt auf Ihrer Position verbleiben. Sie können ein wenig in die Knie gehen oder sich sogar hinsetzen, aber Sie dürfen nicht weggehen. Für den Piloten sind Sie ein wichtiger Bezugspunkt, was insbesondere bei ungünstiger Sicht oder im Winter besonders wichtig ist.

Wenn der Helikopter gelandet ist, darf sich niemand dem Hubschrauber nähern, solange sich die Rotorblätter noch drehen. Besonders gefährlich ist dabei der Heckbereich. Ein Näherkommen ist ausschließlich auf ein Zeichen des Piloten hin und immer nur von vorne zulässig.

Wenn der Notarzt aus dem Helikopter gestiegen ist und zur Unfallstelle kommt, erzählen Sie ihm kurz, was Sie festgestellt und welche Hilfe Sie eventuell schon geleistet haben, damit er die Situation einschätzen kann.

WER BEZAHLT DIE KOSTEN FÜR DEN EINSATZ EINES RETTUNGSHUBSCHRAUBERS?

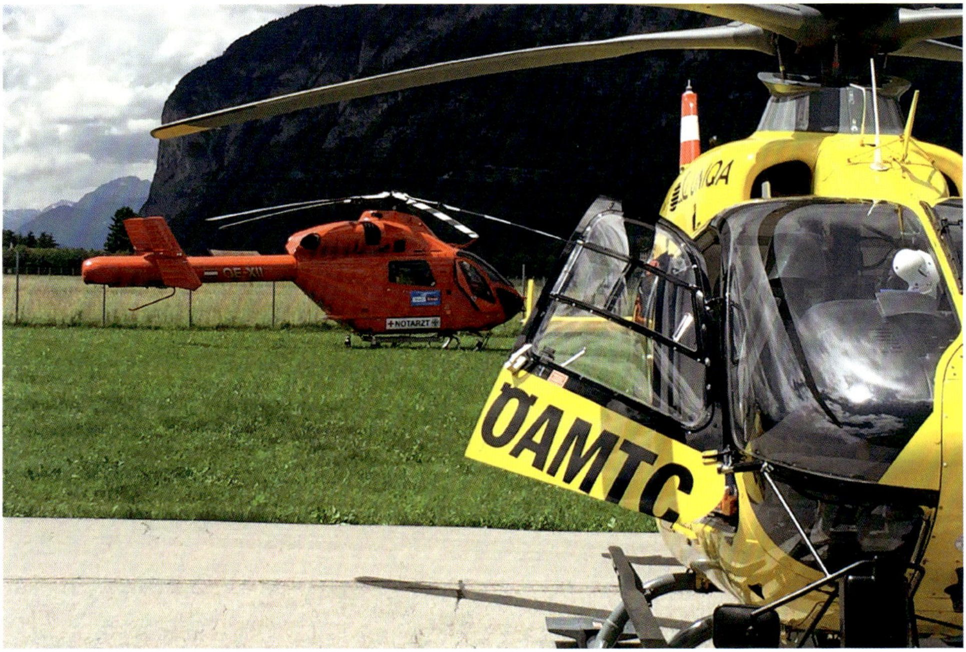

Grundsätzlich gelten in Europa ähnliche Regularien: Alle Einsätze, die keine speziellen Sport- und Freizeitunfälle sind, sind grundsätzlich kostenfrei. Die Kosten werden in der Europäischen Union unabhängig vom Rettungsmittel von der jeweiligen privaten oder gesetzlichen Krankenversicherung übernommen. Sport- und Freizeitunfälle sind hingegen grundsätzlich kostenpflichtig, wobei in der Regel die Kosten übernommen werden, sofern der Patient Mitglied bei einem Alpenverein wie DAV oder ÖAV ist. Die missbräuchliche Anforderung eines Rettungshubschraubers kann nicht nur teuer werden, sondern ist auch strafbar.

Tipp
Erkundigen Sie sich bei Ihrer Versicherung vor Reisen ins Nicht-EU-Ausland, ob die Rettung mittels Hubschrauber von Ihrem Anbieter gedeckt wird.

»6 GOLDENE REGELN« DES ÖAMTC (VERHALTEN RETTUNGSHUBSCHRAUBER)

1 HUBSCHRAUBEREINWEISUNG
Beide Arme nach oben, Handflächen nach innen. Einweiser steht mit dem Rücken gegen den Wind. Unbedingt auch während der Landung stehen bleiben.

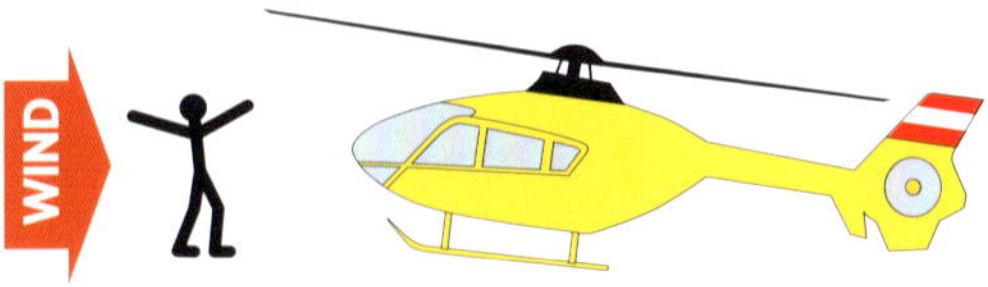

2 LOSE GEGENSTÄNDE
Besondere Vorsicht: Alle losen Gegenstände sichern.

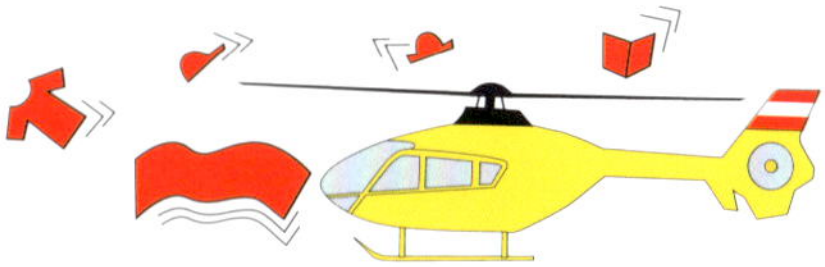

3 AUGENKONTAKT ZUM PILOTEN
Bei Annäherung Augenkontakt zum Piloten. Schraffierte Zone nur bei stillstehendem Rotor betreten.

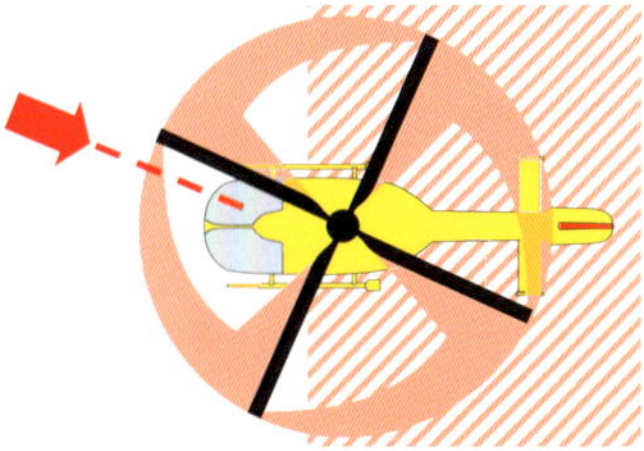

4 ANNÄHERUNG NUR VON VORNE …
An den Hubschrauber nur von vorn und in gebückter Haltung herangehen.

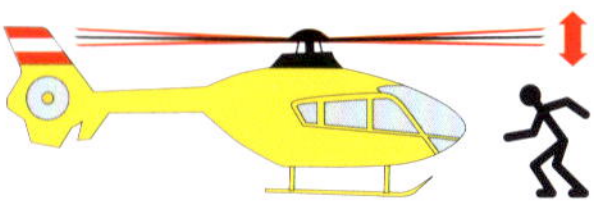

5 … UND DER TALSEITE
Annäherung an den Hubschrauber nur von der Talseite.

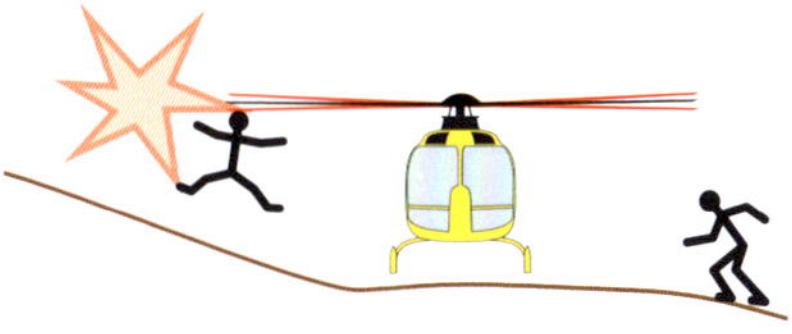

6 VORSICHT BEI LANGEN GEGENSTÄNDEN
Achtung: Skier, Sondierstangen und alle langen Gegenstände immer waagrecht zum Hubschrauber tragen.

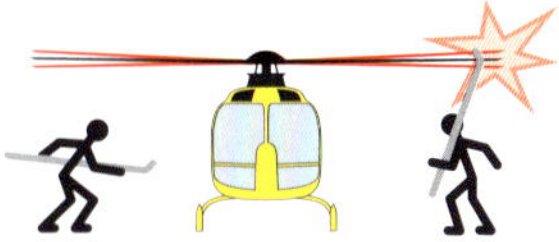

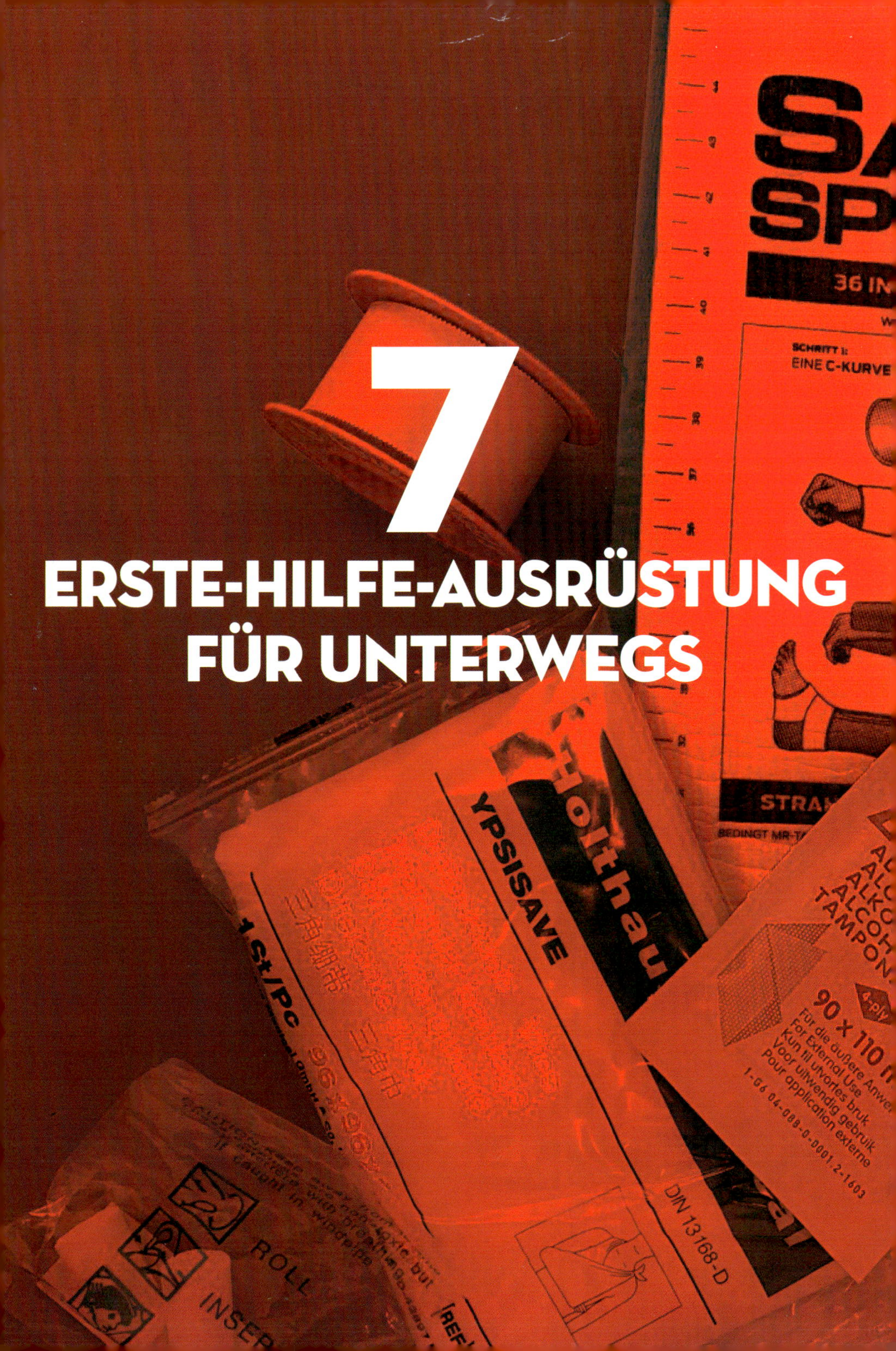

7

ERSTE-HILFE-AUSRÜSTUNG FÜR UNTERWEGS

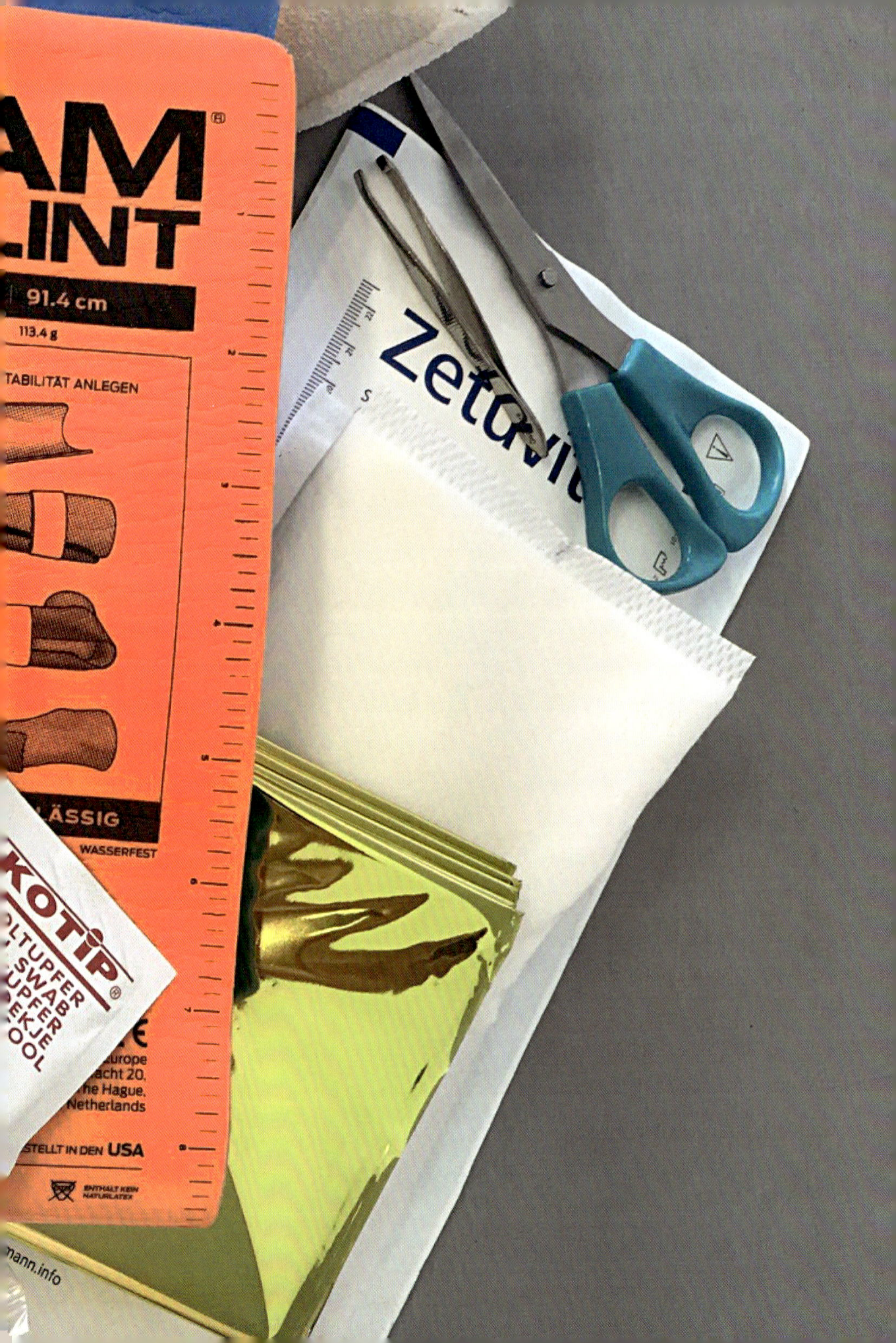
AM
LINT
91.4 cm
113.4 g
TABILITÄT ANLEGEN
LÄSSIG
WASSERFEST
KOTIP
ESTELLT IN DEN USA
Zetavit
mann.info

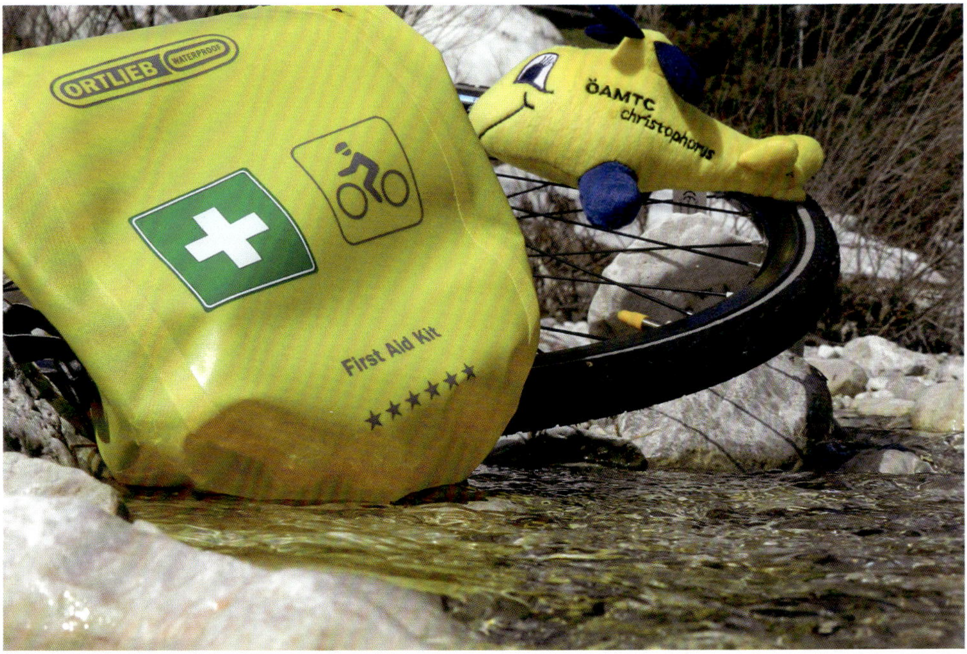

»Wenn man eine Erste-Hilfe-Ausrüstung benötigt, eine solche aber nicht zur Verfügung steht, dann hat man ein Problem.« Dieser Satz fällt oft bei diversen Erste-Hilfe-Fortbildungen. Und er stimmt. Manche werden vielleicht nie eine Wundauflage oder Schienungsmaterial benötigen, andere hingegen haben öfter damit Bekanntschaft gemacht. Und nicht wenigen hat die Erste-Hilfe-Ausrüstung schon aus den misslichsten Situationen geholfen. Aus meiner Sicht gehört in jeden Haushalt eine Grundausstattung.

Für den Radfahrer sollten »kleine Helferlein« ebenso zur selbstverständlichen Ausrüstung gehören, auch wenn es nicht notwendig ist, ein möglichst umfangreiches und lückenloses Set mitzuführen. Der Inhalt einer Erste-Hilfe-Ausrüstung richtet sich nach der jeweiligen Situation. Während für den kurzen Radausflug die Minimalausstattung ausreichend ist, benötigt man für den Familientrip oder die mehrtägige Tour schon besseres Equipment. Am sinnvollsten ist es, sich sein ganz persönliches Set selbst zusammenzustellen, stets abgestimmt auf das Vorhaben.

Tipp

Achten Sie darauf, dass Ihr Erste-Hilfe-Set auch immer trocken bleibt, weshalb Sie es bestenfalls in einer wasserdichten Lenker- oder Satteltasche verstauen. Mittlerweile gibt es auch genügend kleine wasserdichte Verpackungen in verschiedenen Größen und Ausführungen. Als Notlösung können Sie Ihr zusammengestelltes Set auch in einem kleinen Plastiksäckchen in der Trikottasche verstauen. Im Folgenden zeige ich Ihnen, für welche Verletzungen welche Erste-Hilfe-Utensilien hilfreich sein können.

BLUTSTILLUNG

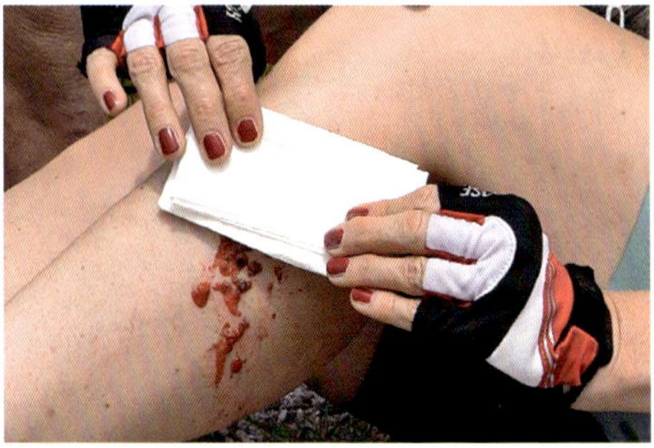

Versorgung von

- Schürf- sowie blutenden Wunden (leicht bis stark blutend)

Material

- Pflaster
- kleine Druckpflaster (»Tip-Stops«, einzeln verpackt)
- Wundauflagen, saugfähig, einzeln verpackt (gibt es in verschiedenen Größen)
- Klebeband

DESINFEKTION, WUNDREINIGUNG

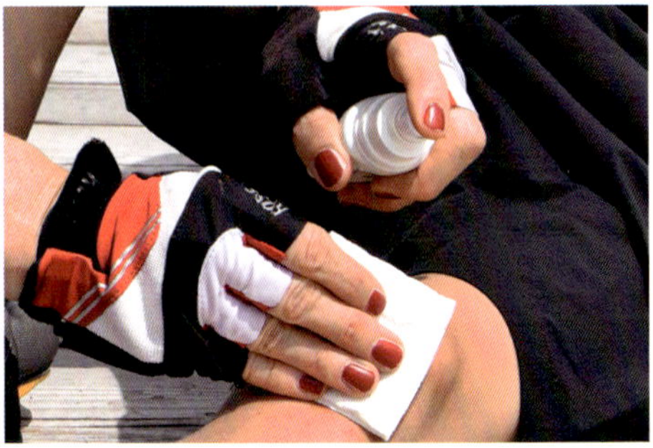

Versorgung von

- Schürfwunden, Kratzern, kleineren blutenden Wunden (staubig, verschmutzt, verunreinigt)

Material

- Desinfektionsspray (50 ml, mehrfach verwendbar)
- Desinfektionstücher (klein, einzeln verpackt)

RUHIGSTELLUNG, SCHIENUNG, FIXIERUNG

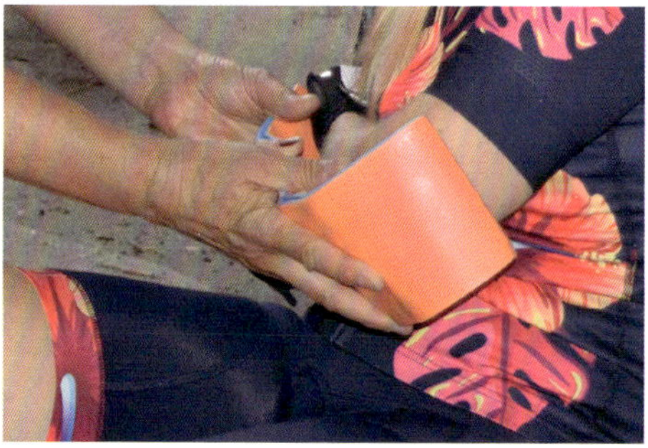

Versorgung von

- Zerrungen
- Luxationen
- Frakturen

Material

- Dreieckstuch
  (einzeln verpackt, Standardgröße)
- Schienungsmaterial,
  leicht formbar
  (zum Anpassen, wiederverwendbar)
- Verband
  (selbstklebend, selbsthaftend)
- Klebeband

WÄRMEN, SCHUTZ

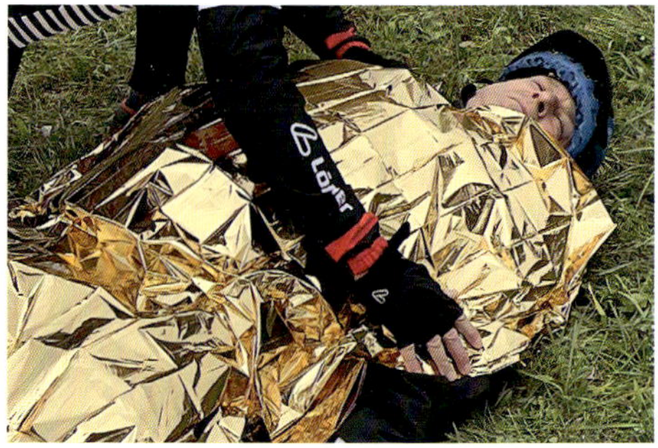

Versorgung von

- allen Arten von Verletzungen

Material

- Rettungsdecke
- Rettungsfolie
  (wasserundurchlässig, winddicht)

WIEDERBELEBUNG/ REANIMATION

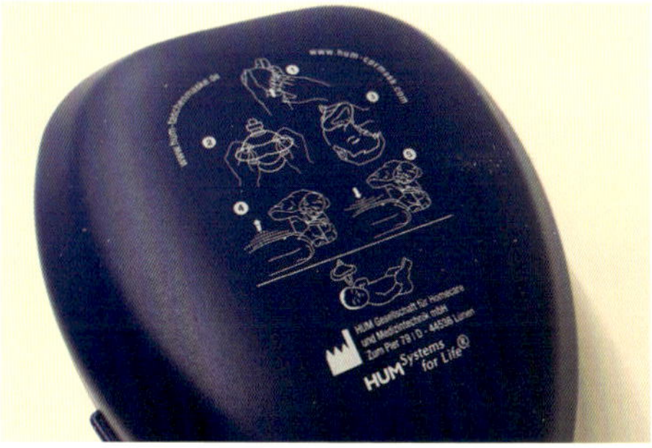

Versorgung von

- Atem-Kreislaufstillstand

Material

- Notfallbeatmungsmaske (Taschenbeatmungsmaske)
- Beatmungsschutz (Minimalausführung, zum Beispiel als Schlüsselanhänger erhältlich)

SELBSTSCHUTZ

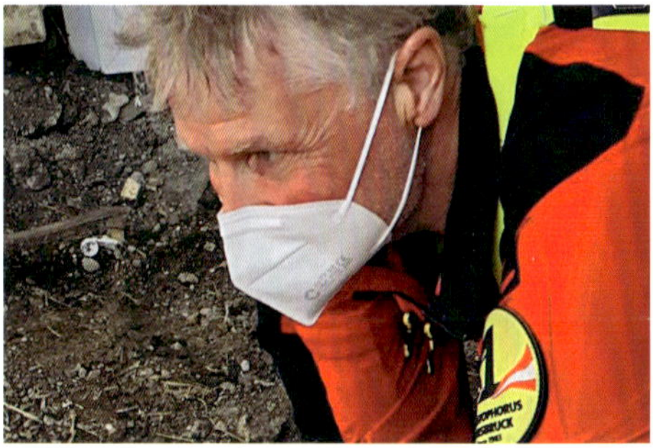

Material

- Schutzhandschuhe
- Schutzmaske (chirurgisch oder FFP2)

SONSTIGES, DIVERSES

Material
- kleine Schere
- Pinzette
- Wundsalbe
- Blasenpflaster
- Wattestäbchen
- kleiner Spiegel
- kleine Checkliste Notrufnummern + Notfallhandgriffe

SPEZIELLE AUSRÜSTUNG

Daneben empfiehlt es sich, je nach persönlichem Bedürfnis und medizinischer Vorgeschichte notwendige Medikamente mitzuführen (z. B. bei heftigen Allergien) oder ein Messgerät zur Bestimmung des Blutzuckerspiegels (wenn notwendig).

Tipp

Legen Sie der Erste-Hilfe-Ausrüstung einen kleinen Notizzettel bei, auf dem einige wichtige persönliche Informationen vermerkt sind.
- Name und Anschrift
- Blutgruppe
- Allergien (sofern bekannt)
- Unverträglichkeit gegen bestimmte Medikamente
- Name und Telefonnummer, wer im Notfall zu verständigen ist

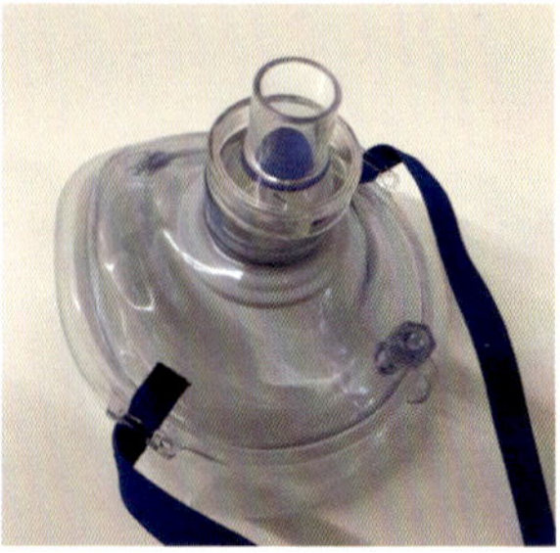

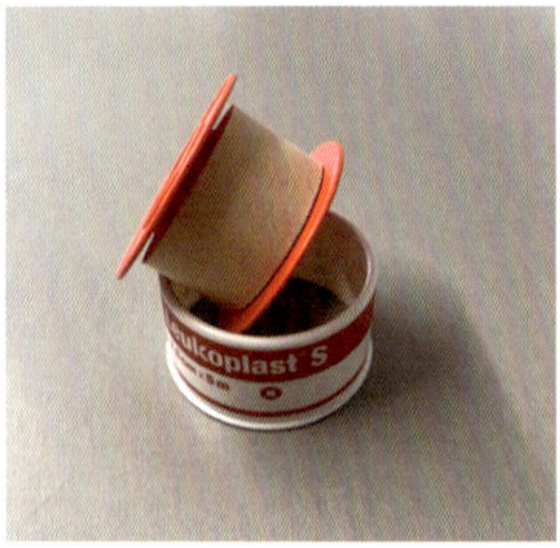

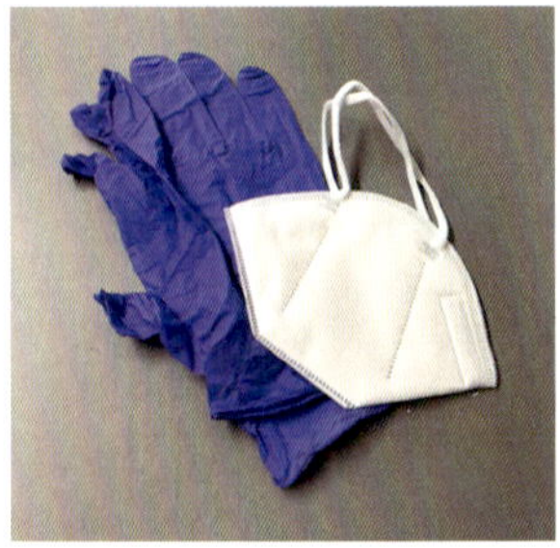

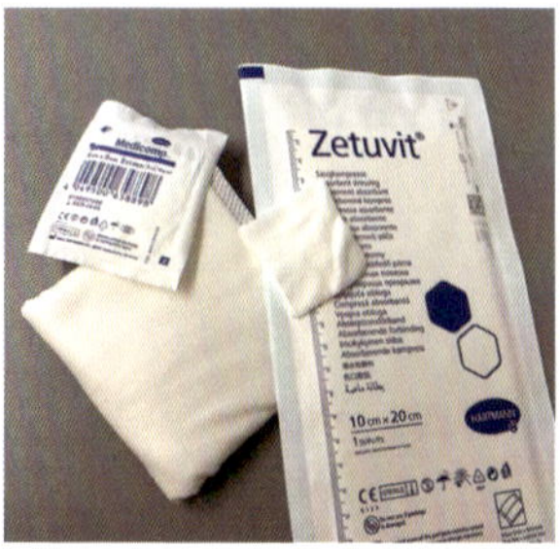
Zetuvit
10 cm x 20 cm

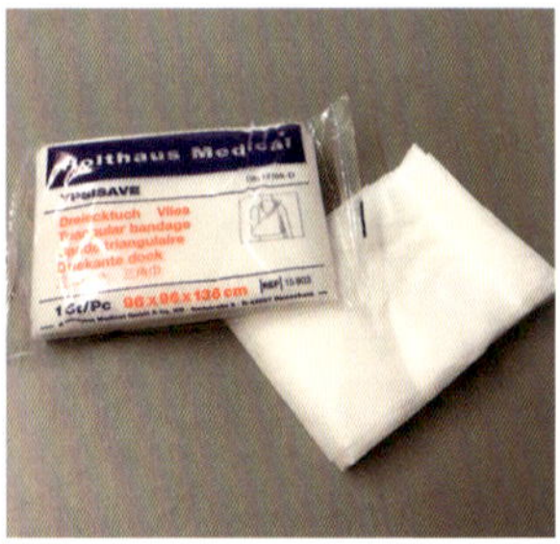
Holthaus Medical

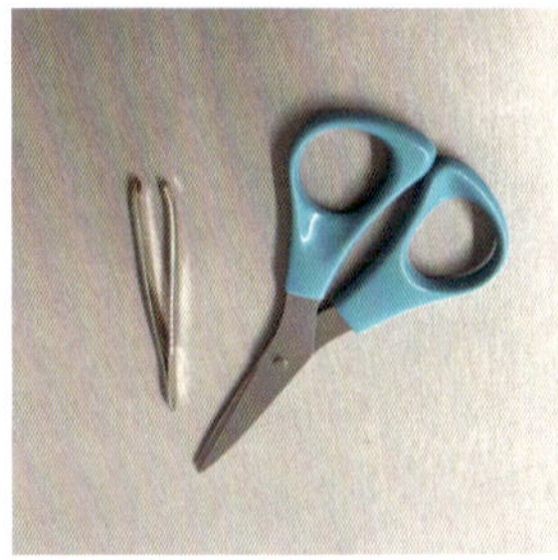

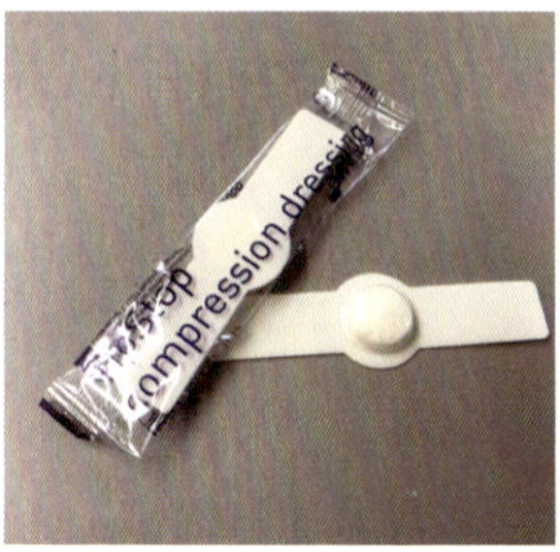
compression dressing

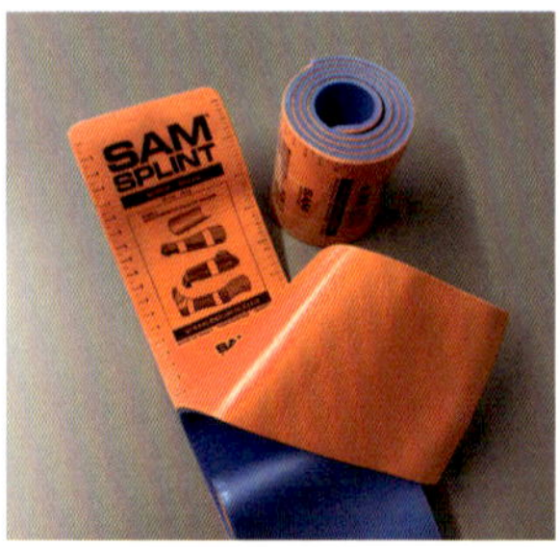
SAM
SPLINT

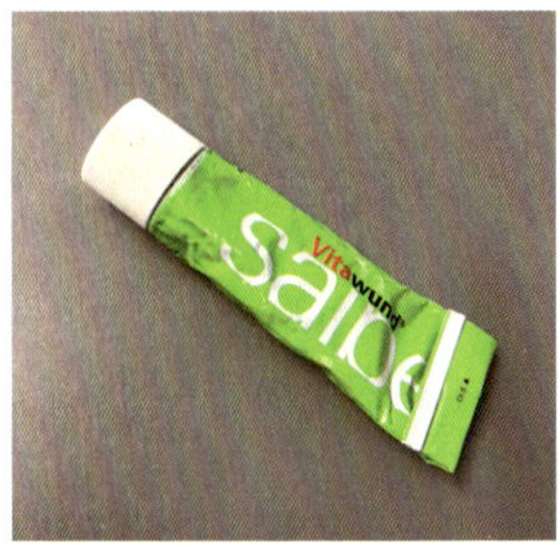
Vitawund
Salbe

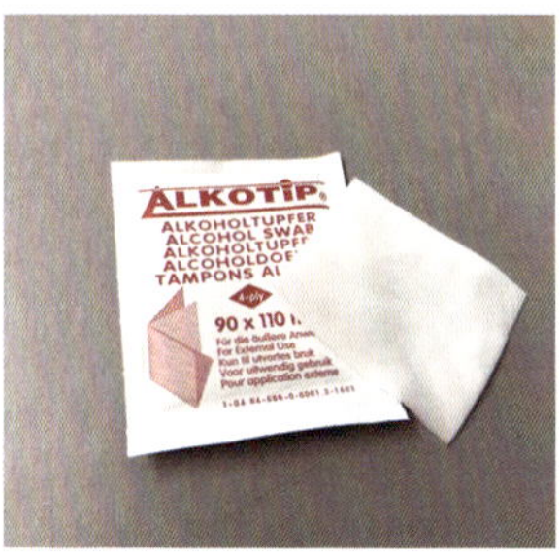
ALKOTIP
ALKOHOLTUPFER
90 x 110

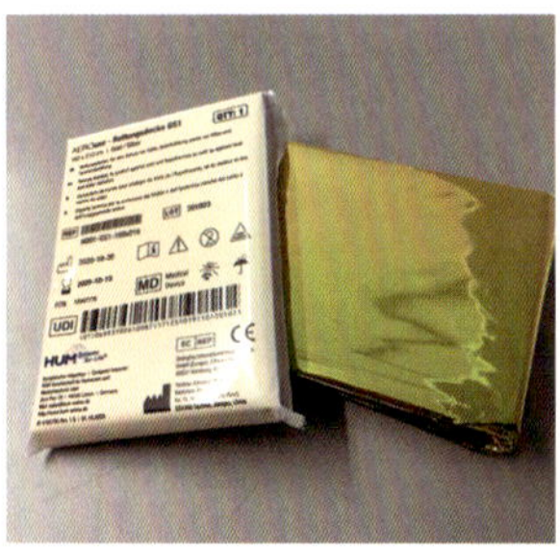

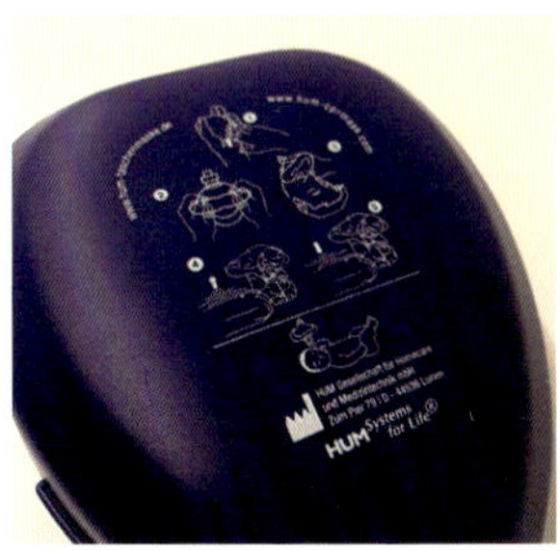

CHECKLISTE LEBENSRETTENDE MASSNAHMEN NOTFALLCHECK

DURCHFÜHRUNG NOTFALLCHECK

Patienten ...
- ➔ ansprechen
- ➔ berühren
- ➔ Schmerzreiz setzen

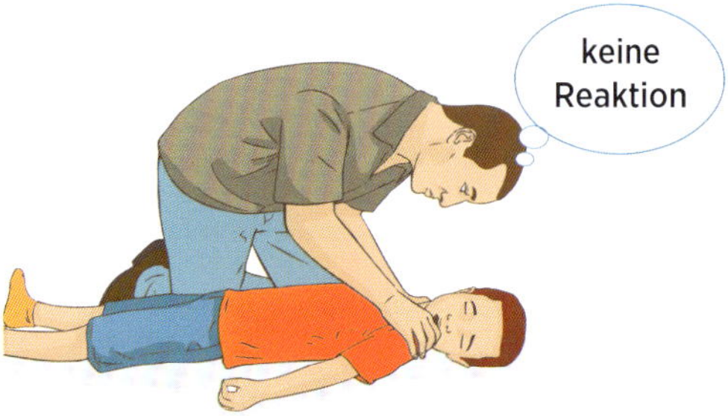

WENN KEINE REAKTION, ATMUNG ÜBERPRÜFEN DURCH SEHEN, HÖREN, FÜHLEN

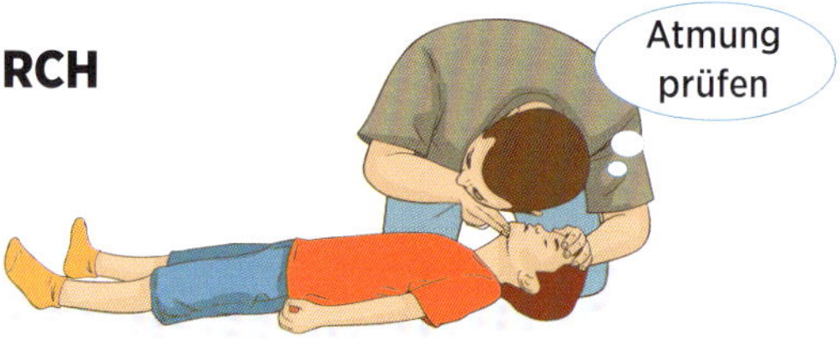

ERGEBNIS NOTFALLCHECK

PATIENT IST ANSPRECHBAR UND ATMET NORMAL
- ➔ weitere Versorgung je nach Verletzung

PATIENT IST NICHT ANSPRECHBAR, ABER ATMET NORMAL (= BEWUSSTLOSIGKEIT)
- ➔ sofort STABILE SEITENLAGE durchführen

PATIENT IST NICHT ANSPRECHBAR UND ATMET NICHT (= ATEM-KREISLAUFSTILLSTAND)
- ➔ sofort BEGINN WIEDERBELEBUNG

STABILE SEITENLAGE

PATIENT IST NICHT ANSPRECHBAR, ABER ATMET NORMAL

1 Zugewandten Arm nach oben angewinkelt ablegen, abgewandten Arm an die Wange legen

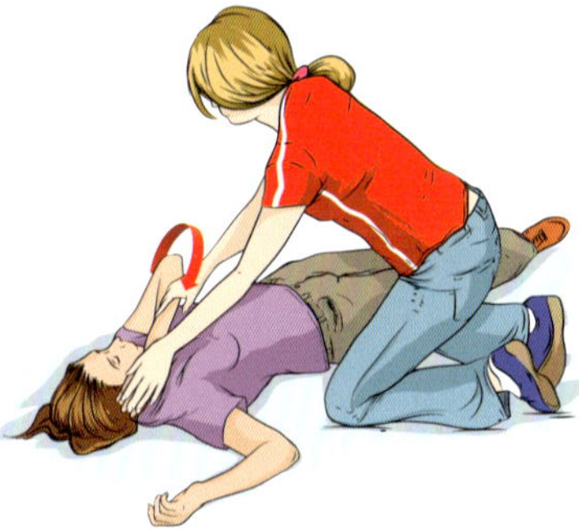

2 Abgewandtes Bein anwinkeln, Patient vorsichtig drehen

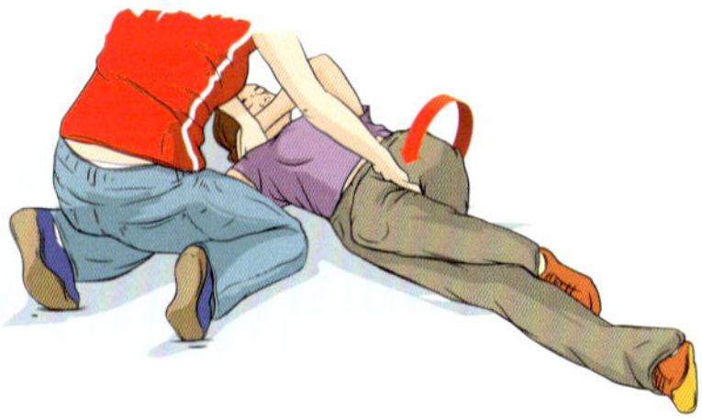

3 Kopf leicht überstrecken

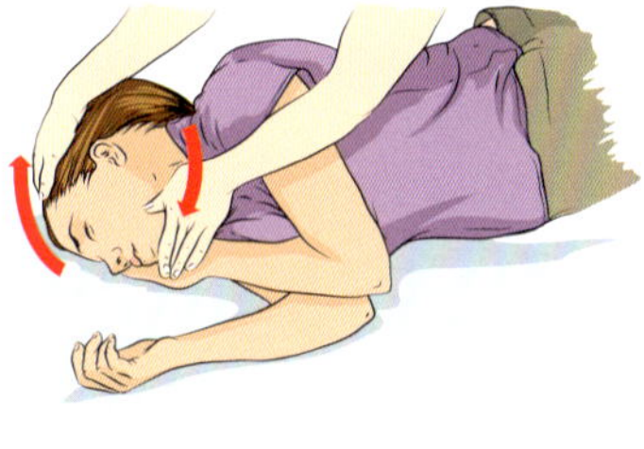

4 Regelmäßig Atmung prüfen

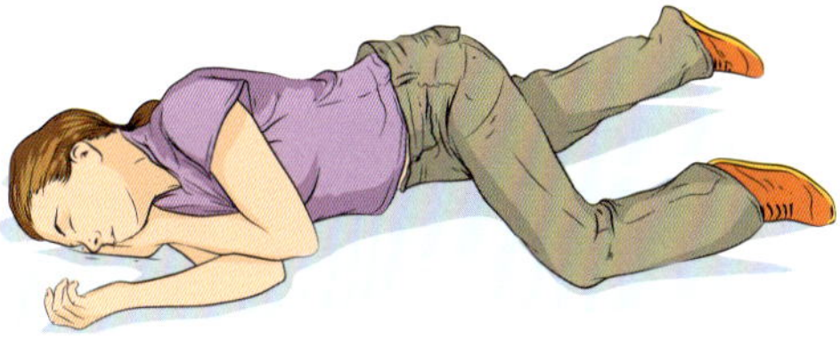

REANIMATION BEI KINDERN

KIND IST NICHT ANSPRECHBAR UND ATMET NICHT

1 ATEMWEGE FREIMACHEN
(Kopf leicht überstrecken)
→ keine normale Atmung?

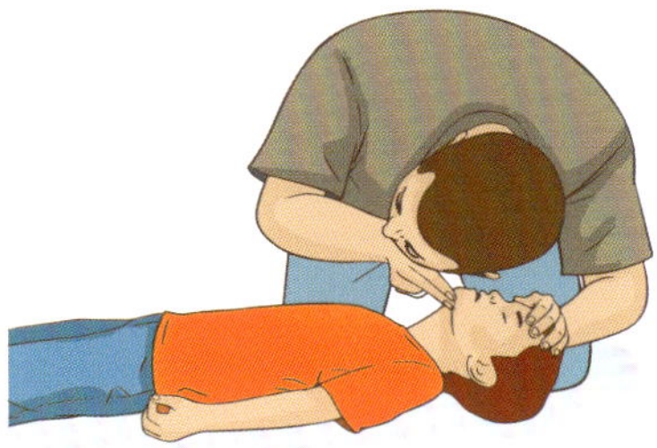

2 5x BEATMEN
→ weiterhin keine Lebenszeichen?

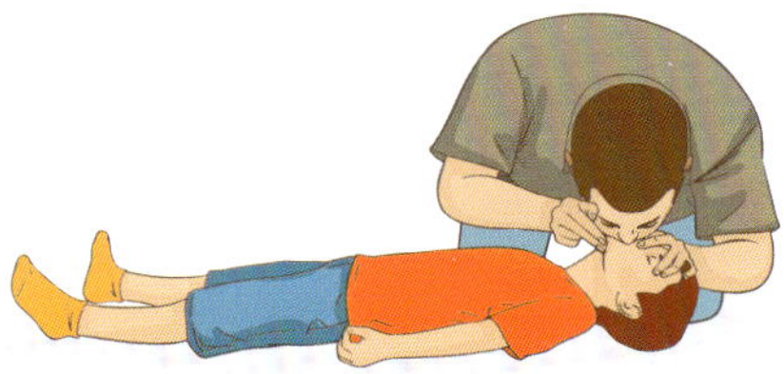

3 30x HERZDRUCKMASSAGE
(rasch und kräftig)
2x BEATMEN

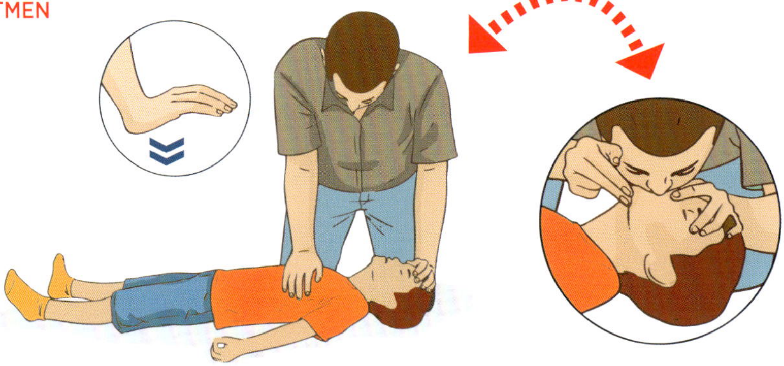

REANIMATION BEI ERWACHSENEN

ERWACHSENER IST NICHT ANSPRECHBAR UND ATMET NICHT

1 ATEMWEGE FREIMACHEN
(Kopf leicht überstrecken)
→ keine normale Atmung?

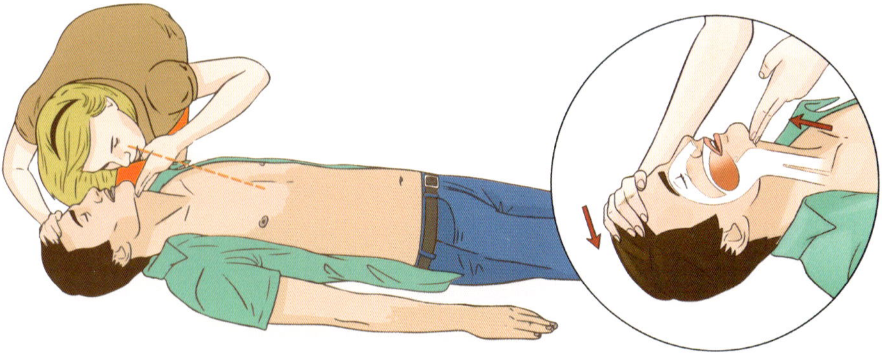

2 30x HERZDRUCKMASSAGE
(rasch und kräftig)
2x BEATMEN

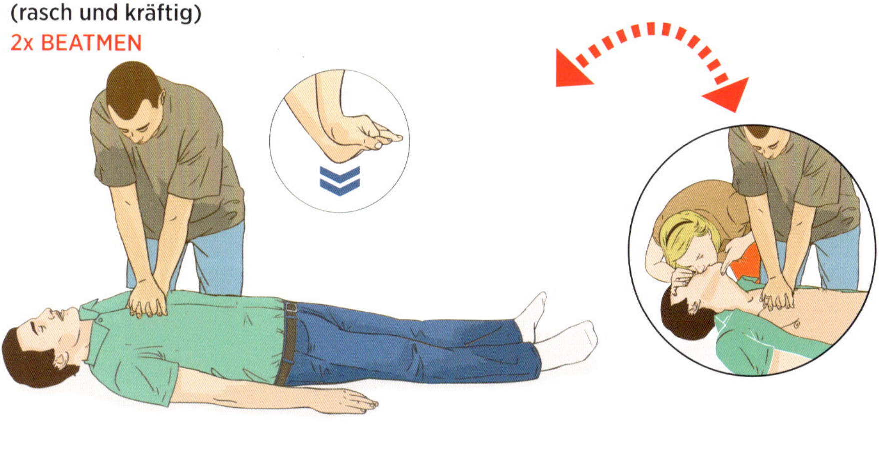

IMPRESSUM

Bibliografische Information der
Deutschen Nationalbibliothek
Die Deutsche Nationalbibliothek verzeichnet diese Publikation in der Deutschen Nationalbibliografie; detaillierte bibliografische Daten sind im Internet über http://dnb.dnb.de abrufbar.

1. Auflage
ISBN 978-3-667-12362-6

Fotos: Thomas Widerin, ausgenommen:
Dr. Andreas Mayer: Umschlag, Anna Rieder:
Seite 16 (l. o.), Pia Prachensky: S. 24, 25, 28 (l. o.), 30, 50, 51, Leitstelle Tirol, gemeinnützige GmbH:
S. 92 (r. o.), 93 (l. o.), Dr Clemens Dengg: S. 13 (r. o.)
Grafiken: Seite 99 ÖAMTC Christophorus Flugrettung,
S. 108, 109, 110, 111 comdesign.net Werbeagentur
(Quellen: t-online.de, Getty Images, Freepik.com, www.hlr-experten.se)
Lektorat: René Stein, Stephanie Jaeschke,
Petra Schomburg
Layout & Einbandgestaltung: Felix Kempf, fx68.de
Lithografie: Mohn Media, Gütersloh
Druck: Print Consult GmbH, München
Printed in Slovakia 2022

Hinweis: In diesem Buch wird aus Gründen der besseren Lesbarkeit das generische Maskulinum verwendet. Weibliche und andere Geschlechteridentitäten werden dabei ausdrücklich mitgemeint.

Delius Klasing Verlag, Siekerwall 21, D-33602 Bielefeld
Tel.: 0521/559-0, Fax: 0521/559-115
E-Mail: info@delius-klasing.de, www.delius-klasing.de

DANK

Als ich mein erstes Buch schreiben wollte, hat Delius Klasing die Chance ergriffen, obwohl ich damals noch ein unbekannter Autor war. Mittlerweile haben wir gemeinsam das dritte Buch herausgebracht, und wenn es nach mir geht, dürfen noch viele weitere folgen.

Ohne meine weiteren Unterstützer wären die vielen Radabenteuer nicht möglich gewesen. Ich habe einiges erlebt auf meinen Radreisen, und das Material wurde dabei oft bis an die Grenzen belastet. Aber ich konnte mich immer darauf verlassen. Das ist nicht selbstverständlich, und dafür gilt meinen Sponsoren ein großer Dank:

Löffler MADE FOR BETTER

ROSE

ORTLIEB WATERPROOF

comdesign.net werbeagentur

BODYpoint SEEFELD
FITNESS • PHYSIOTHERAPIE

Ich freue mich auf mein nächstes großes Projekt, das im Sommer 2023 starten wird – gemeinsam mit Euch!

CYCLING THE WORLD

LONG WAY HOME 2023
CYCLING FROM ALASKA TO AUSTRIA

Klimaneutral Druckprodukt
ClimatePartner.com/12515-2001-1011

FSC www.fsc.org MIX Papier aus verantwortungsvollen Quellen FSC® C084279